Krebs, Angst und andere Monster!

Wohin, wenn du dir selbst davonlaufen willst?

Daniela Herbst

IMPRESSUM

Bibliografische Information der Deutschen Nationalbibliothek: Die Deutsche Nationalbibliothek verzeichnet diese Publikation in der Deutschen Nationalbibliografie; detaillierte bibliografische Daten sind im Internet über http://dnb.dnb.de abrufbar.

Die automatisierte Analyse des Werkes, um daraus Informationen insbesondere über Muster, Trends und Korrelationen gemäß §44b UrhG („Text und Data Mining") zu gewinnen ist untersagt.

AUFLAGE #2
IDEE & TEXT: © 2025 Daniela Herbst
COVER: COPYRIGHT BY © RONYA RENEE
Lektorat & Korrektorat: Daniela Eggert & Jacqueline Braun
Weitere Mitwirkende: Lars Herbst

Verlag:
BoD · Books on Demand GmbH, Überseering 33, 22297 Hamburg, bod@bod.de

Druck: Libri Plureos GmbH, Friedensallee 273, 22763 Hamburg

ISBN: 978-3-8391-9903-9

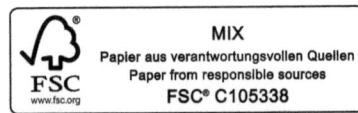

FSC
www.fsc.org

MIX
Papier aus verantwortungsvollen Quellen
Paper from responsible sources
FSC® C105338

INHALT

WIDMUNG

Dieses Buch soll für alle Menschen sein, die sich entschieden haben, den Kampf gegen ihre Erkrankung eigenverantwortlich in ihre Hände zu legen. Für die, die sich nicht länger ihrer eigenen Angst, die ihnen ein Gefängnis geschaffen hat, unterwerfen möchten. Ein Gefängnis, in dem wir uns als Wärter und Gefangener zugleich wiederfinden.

Eine ganz besondere Widmung gilt meinem Mann, ohne den dieses Buch lediglich eine Idee geblieben wäre. Außerdem meinen drei wundervollen Kindern, die unterschiedlicher nicht sein könnten, ganz bestimmt schlauer sind als ich es je sein werde und mich zutiefst beeindrucken.

Eine Widmung verdient meine Mama, die mich bis heute auf meinem Weg unterstützt.
Ebenso an meine Schwiegereltern und meine Schwägerinnen, die sich liebevoll um unsere Kinder in dieser herausfordernden Zeit gekümmert haben.
Niemand hätte unsere Kinder sicherer und geborgener auffangen können.

Außerdem gilt sie meinen engsten Freunden, die bis heute Teil meines Lebens sind.

Für meinen verstorbenen Vater, der mich für das Lesen einst begeistert hat, verdient es, ebenso erwähnt zu werden.

HAFTUNGSAUSSCHLUSS

Dieses Werk ist urheberrechtlich geschützt. Jede Verwendung bedarf der ausschließlichen Zustimmung der Autorin in schriftlicher Form. Dieses Werk einschließlich all seiner Teile darf, auch nicht in Auszügen, kopiert, gescannt und in ein Netzwerk eingestellt werden. Dies gilt insbesondere für Sozial-Media-Plattformen.

Der Inhalt dient nur zu Informationszwecken. Der Autor übernimmt keine Haftung für eventuelle Schäden oder Verluste, die durch die Nutzung der Informationen entstehen.

Viele der in diesem Buch beschriebenen Informationen sind ausschließlich meine Ansichten und Meinungen. Sie sind (teils) nicht wissenschaftlich oder klinisch geprüft. Es handelt sich um meine Erfahrungen oder Erfahrungen der Menschen, die sich selbst helfen oder schon geholfen haben.

Jeder sollte also eigenverantwortlich entscheiden, ob und was er davon annimmt.

Bei allen praktischen Hilfen, die ich in diesem Buch beschreibe, sollten sie, bevor sie diese Veränderungen in ihr eigenes Leben integrieren (insbesondere, wenn sie sich in onkologischer Behandlung befinden) ihren behandelnden Arzt um Rat fragen.

Ich bin weder Ärztin noch Ernährungswissenschaftlerin. Meine Erfahrungen sollten also nicht als medizinischer Rat oder Ernährungsberatung angesehen werden.

A NGST
Substantiv, feminin (die)

Beklemmendes, banges Gefühl, bedroht zu sein
„Eine wachsende, würgende, bodenlose, panische Angst
befällt, quält jemanden."[1]

---

[1] Wörterbuch Definition von Oxford Languages

VORWORT

Es ist November im Jahr 2024 und meinem Buch fehlt nur noch der „letzte Schliff". Ich habe es lange vor mir hergeschoben, die Worte, die bereits seit drei Jahren auf diesen Seiten stehen, endlich in Form zu bringen und zu sortieren.

Endlich beginnen, meine Idee in die Tat umzusetzen. Egal, ob sie gut ist oder schlecht. Es einfach gemacht zu haben, sich auszuprobieren, darum geht es. Sich vom Leben führen zu lassen und Vertrauen darauf zu haben, dass nichts scheitern kann, wenn ich mein ganzes Herz hineingebe.
Ich kann hierbei nur gewinnen, im besten Fall an Erfahrung.
Das ist der Grund, warum ich dieses Projekt in die Welt trage und meine Geschichte aufgearbeitet habe.
In gewisser Weise werfe ich nun den Ballast der letzten fünf Jahre auf diesem Wege ab.

Es war im April 2020, als ich meine Krebsdiagnose im Alter von 36 Jahren erhielt.
Es handelte sich um ein metastasiertes high grade endometriales Stromasarkom IVb. Dies ist die Bezeichnung für die Krebsart, die Entartung und das Stadium. Einfacher ausgedrückt: Ich hatte ein Sarkom in der Gebärmutter und der Krebs hatte sich bereits „im Körper verteilt".

Seither habe ich nicht nur kennenlernen dürfen, dass Angst mich beherrscht und zu einem unmündigen Kind hat werden lassen, sondern auch unzählige andere Patienten von dieser vorerst unregierbaren Macht heimgesucht werden.

Dies ist der Grund, warum ich mich entschieden habe, mein erstes Buch genau diesem Thema zu widmen.

Zu 99 % betrifft uns diese Thematik alle. Auch gesunde Menschen, doch erkrankte noch viel mehr. Ich kenne nicht einen Patienten mit einer ernsten Krankheit, der nicht irgendwann mal von Angst heimgesucht wurde. Es spielt keine Rolle, an welcher Krebsart wir erkrankt sind, wie weit die Krankheit fortgeschritten ist, ob wir uns in einer palliativen Situation befinden oder in einer kurativen.

„Die Angst ist wie ein nerviger Anhalter, der dir den Wagen vollfüllt, dich permanent zutextet und immer wieder ins Steuer greift. Aber du musst sie nicht mitnehmen!

- Sven Hilnhagen -

Wir sind in diesem lähmenden Zustand nicht mehr in der Lage, auf das eigene Leben klar und fokussiert zu blicken. Es ist fast so, als hätte man uns betäubt. So als würde man uns unserem Verstand teilweise ganz und gar rauben.

So sehr wir uns auch bemühen zu verstehen, was gerade passiert, gelingt es uns nicht, diese neue Realität zu greifen und zu begreifen. Wir schauen von außen zu und werden zum Opfer des eigenen „Wissens". Wir schweben zwischen Hoffnung und Verzweiflung, sind ohnmächtig durch den vorherrschenden Gedanken, dass unser Leben bald ein Ende haben könnte.

Ich kann ihnen nicht versprechen, dass sie, nachdem sie dieses Buch gelesen haben, vor nichts und niemandem mehr Angst haben werden.
Vielleicht werden Sie sich aber selbst etwas besser verstehen und kennenlernen.

Wenn wir uns von unseren Ängsten, die mit solch einer Diagnose einhergehen, beherrschen lassen, können wir uns entweder schaden oder wieder in die Kontrolle kommen und für uns einstehen.
Vielleicht erlangen sie ein besseres Verständnis für ihr Handeln und können sich so eine neue Realität schaffen. Eine, in der sie nicht mehr ohnmächtig und gelähmt sind, sondern im Stande, eigenverantwortlich zu entscheiden, wie sie dem einst erschaffenen Gefängnis aus Gedanken entfliehen.

ZU MEINER GESCHICHTE
Bevor es losgeht…

Ich habe mir viele Gedanken dazu gemacht, warum ich überhaupt in die Heilung gefunden habe. Noch mehr Gedanken habe ich mir gemacht, warum so viele Menschen eben nicht diese Heilung erringen.

Ich glaube, ein wichtiger Aspekt ist hierbei, wie wir Heilung definieren. Folgen wir der Definition von Heilung, die uns vermittelt wird? Oder machen wir uns unser eigenes Bild?

Viele verwechseln ihre Beschwerden, die ein Krankheitsbild mit sich bringt, also die Symptome, mit der eigentlichen Krankheit.

Die Ursache einer Krankheit kann in einem ganz anderen Organ liegen als dort, wo uns ein Symptom begegnet. Die Ursache kann ebenso in einer Lebensweise oder Situation liegen, die wir nie mit einem bestimmten Organ oder unseren Beschwerden in Verbindung bringen würden.

Wenn wir diese Verwechslung nicht erkennen, hindert sie uns daran, nach der Ursache zu forschen. So ist sie ein möglicher Grund, nicht in die Heilung zu kommen.[2]

Und so kommen wir zum nächsten Problem. Woher soll ich denn die Ursachen bestimmter Krankheiten kennen, wenn ich nicht beginne, mir Wissen anzueignen?

---

[2] Dr. med. Max Otto Bruker, Unsere Nahrung-unser Schicksal, 52. Auflage 2021, emu-Verlag

Wir wachsen mit Symptomunterdrückung auf und sind, solange uns keine ernsthaften Beschwerden begegnen, damit zufrieden.

Mir ist aufgefallen, dass wir auf dem Weg in unsere Heilung den Blickwinkel ändern. Mal tun wir dies freiwillig, mal zufällig und manchmal ungewollt. Die Perspektive auf bestimmte Sachen, die wir vorher nicht nur für selbstverständlich, sondern auch für gesund gehalten haben.

Ist es da nicht logisch, dass uns oft unser falsches Verständnis daran hindert, in die Genesung zu kommen?

Wenn ich Gesundheit und Krankheit auf einer Zeitachse betrachte, fällt mir auf, dass ich mich erst sehr spät aufgemacht habe, etwas zu verändern. Zumindest wenn ich es von außen betrachte.

Der Zeitpunkt, wann wir also unsere Perspektiven, unsere Sichtweisen und Annahmen ändern, spielt ebenfalls eine Rolle. Auch wenn uns gesagt wird, wir wurden sehr früh diagnostiziert, haben die zugrunde liegenden Stoffwechselstörungen schon lange zuvor stattgefunden.

SEPTEMBER 2019

Mein Mann und ich hatten schon länger kein Wochenende mehr nur für uns. Wir haben gerne unsere Kinder um uns herum, freuten uns aber nun, nach einer sehr langen Zeit ein kinderfreies Wochenende genießen zu dürfen.

Wir hatten damals zwei Kinder im Alter von elf und vier Jahren.

Unsere Tochter war bereits untergebracht und so fuhren wir gemeinsam zu meinen Schwiegereltern, wo unser Sohn das Wochenende verbringen sollte. Wir hielten uns dort noch einige Zeit auf, tranken gemeinsam Kaffee am Esstisch und führten nette Gespräche über Gott und die Welt.

Als ich dort so entspannt auf meinem Stuhl saß, spürte ich plötzlich aus dem Nichts ein warmes Gefühl in meinem Schoßraum. Die Frauen unter ihnen werden dieses Gefühl kennen. Das Gefühl, wenn man plötzlich bemerkt, dass man seine Periode bekommt. Nur hatte ich dieses Mal das Gefühl, dass sich ein ganzer Schwall in meinem Schoßraum ausbreitete. Also ging ich zur Toilette und war schockiert.

Eine enorme Menge Blut mit ungewöhnlich großen Gewebeklumpen fiel in die Toilettenschüssel.

Meine Jeans war dementsprechend in Mitleidenschaft gezogen und so gab ich meinem Mann zu verstehen, dass es nun rasch an der Zeit war zu gehen. Ich brauchte dringend, wenn ich nicht völlig bloßgestellt werden wollte, Wechselkleidung. Ich konnte mich so unmöglich wieder auf diesen Stuhl setzen, ohne diesen stark zu verunreinigen.

Obwohl diese Situation so enorm unangenehm war, empfand ich mich dadurch ein bisschen fraulicher.
Bis zu diesem Zeitpunkt hatte ich immer eine Art „Mädchen-Periode". Unkompliziert, zart, kurz und ohne Schmerzen. Ich kannte kaum das, wovon alle immer sprachen, wenn sie ihre Periode bekamen. Früher empfand ich es als erstrebenswert, dazuzugehören. In meinen Augen funktionierte dies nur, wenn man die gleichen Beschwerden während seiner Periode teilte.
Überhaupt ist dies ein ganz gutes Beispiel dafür, wer ich war und was ich für erstrebenswert hielt.
Seltsamerweise schien ich es offenbar für normaler zu halten, mit monatlichen Beschwerden zu leben, als beschwerdefrei zu sein. Jedenfalls fühlte ich mich - wenigstens für diesen einen Zyklus - ein kleines bisschen erwachsener.

Ich möchte an dieser Stelle betonen, wie wichtig ich es empfinde, dass wir Frauen vollständig in unserer Kraft stehen und unseren eigenen Körper besser als jeder andere kennen.
Ist es nicht offensichtlich, dass, wenn etwas über einen Zeitraum von zwanzig Jahren nach einem konstanten Prinzip verläuft (in diesem Fall mein persönlicher Zyklus) und sich plötzlich erhebliche und

einschneidende Veränderungen einstellen, dass etwas nicht stimmen kann!?

Hätten hier nicht alle Alarmglocken läuten müssen? Spätestens dann, wenn sich die Situation im nächsten oder spätestens im übernächsten Zyklus nicht normalisiert hat.

Denn dies tat es nicht, im Gegenteil.

Meine Perioden wurden von Monat zu Monat länger, stärker und schmerzhafter.

Ich verbrauchte in 24 Stunden Unmengen an Monatshygiene. Nur damit sie mal eine Vorstellung über den Blutverlust, dem ich ausgesetzt war, erhalten:

Ich verbrauchte täglich mehrere Packungen Tampons der stärksten Ausführung und mehrere Einlagen, die eigentlich für Personen sind, die an Inkontinenz leiden.

Trotzdem war nicht erdenklich, meiner beruflichen Tätigkeit als Fahrlehrerin nachzugehen.

Auch der Gang in den Supermarkt war kaum noch möglich. Jedenfalls nicht, wenn ich nicht völlig bloßgestellt mit blutiger Hose bis zu den Knien dastehen wollte.

Abstände zwischen den Zyklen waren kaum noch vorhanden. Ich hatte gerade mal eine Pause von drei bis sechs Tagen zwischen meinen Regelblutungen.

Es gab nichts mehr, worauf ich mich freuen konnte. Weder auf den nächsten Urlaub noch auf einen Ausflug, den ich vermutlich eh wieder hätte absagen müssen.

Das fehlende Verständnis in meinem Umfeld machte mir zunehmend zu schaffen, obwohl ich es ihnen ja nicht einmal verübeln konnte. Immerhin hatte ich nur meine Periode, zumindest schien dies für mein Umfeld so zu sein.

ES KANN NICHT SEIN, WAS NICHT SEIN DARF

Ich beginne meine Geschichte da, wo ich nach meinem damaligen Verständnis bemerkt habe, dass meine gesundheitlichen Probleme nicht der einer Erkältung oder Magenverstimmung gleich kommen.

Rückblickend verbrachte ich ab Oktober 2019 meine Zeit permanent bei den verschiedensten Ärzten auf der Suche nach der Ursache für meine Probleme. Auch die Notaufnahme mehrerer Krankenhäuser suchte ich aufgrund unerträglicher Schmerzen und Blutungen mehrfach auf.
Immer wieder hörte ich dieselben enttäuschenden Sätze wie: „Da ist nichts", „Das kann schon mal sein.", „Sie haben halt starke Blutungen" etc.

Ich ließ mir wieder und wieder erzählen, ich sei empfindlich, käme scheinbar nicht mit „Mittelschmerzen" zurecht. Bis dato kannte ich nicht einmal das Wort Mittelschmerz.
Ein Gynäkologe fand tatsächlich ein kleines Myom, meinte aber, dies sei für eine Frau mit zwei Kindern in meinem Alter nicht außergewöhnlich. Nur sollte mir dies im Normalfall keine Probleme bereiten.
Nun, das tat es aber offensichtlich! Ich wollte nur zu gerne glauben, dass dies die Ursache für all meine Beschwerden war. So sehr ich mich auch bemühte, es

gelang mir nicht. Diese enormen Schmerzen, die ständige Übelkeit und die vielen weiteren Probleme ließen sich nicht mit den Worten „völlig normal" vereinbaren.

Ich las mir diverse Artikel auf Internetseiten zum Thema Myome durch und machte mir einen Termin in einer „Myomsprechstunde". Der nächste freie Termin war erst in fünf Monaten zu bekommen, was in meiner Situation nicht auszuhalten war. Wie viele Frauen leiden denn bitte unter Myomen?

Die Vorstellung, so lange aushalten zu müssen, was ich durchlitt, war unerträglich.

Wie sollte ich das schaffen? Ich wusste es nicht. All die Artikel und Informationen, die ich zu Myomen fand, deckten sich in zwei Punkten.

Erstens hieß es dort, sie gehen mit starken Blutungen einher. Das passte schon mal und ich schöpfte kurz Hoffnung. Schließlich ließen Myome sich wohl einfach entfernen. Danach war man laut verschiedenster Aussagen seine Probleme wieder los. Eine schöne Vorstellung, die ich endlich in meiner Realität erleben wollte.

Zweitens las ich, dass diese oft mit den Wechseljahren wieder verschwinden. Angesicht der Tatsache, dass ich erst 36 Jahre alt war, erschien mir die Zeit bis dahin sehr lange. Es kam mir eher vor, als befinde ich mich in einer unendlichen Geschichte. Ich würde es unter keinen Umständen ein ganzes Jahrzehnt bis dahin aushalten.

Bei einem weiteren Besuch in der Notfallambulanz überlegte man mir zur Sicherheit den Blinddarm zu entfernen. Nur falls ich mir die Schmerzen doch nicht einbilden sollte. Ich lehnte dankend ab, erfuhr aber bei meiner Verwunderung über diesen Vorschlag, dass diese Vorgehensweise üblich ist.

Auch als ich bei einem Toilettengang meine Spirale verlor, wollte man mir lediglich eine neue Spirale einsetzen.

Die Spirale lag nun seit fast zwei Jahren, und sie hatte mir vom ersten Tag an Probleme bereitet. Genau genommen gab es schon beim Einsetzen Komplikationen. Ich wurde bei der Einsetzung fast ohnmächtig und hatte wochenlang starke Schmerzen. Zufall? Ich glaube nicht. Aber glauben ist nun mal nicht wissen und so sprach man mir meine Sorgen diesbezüglich ab.

Irgendwie war ich froh, sie endlich los zu sein. Ich würde mir unter keinen Umständen eine neue einsetzen lassen. Mein gesamtes Becken schmerzte und allein der Gedanke daran, mich dieser Tortur ein zweites Mal zu unterziehen, bereitete mir erneut Schmerzen.

Ich war mehr und mehr frustriert und langsam auch sauer darüber, dass man mir überhaupt Vorschläge dieser Art machte. Sie vermittelten mir das Gefühl, dass man mich als unbequem empfand und mich schnell mit irgendeinem Handeln ruhig stellen wollte.

JANUAR 2020

Im Laufe der Monate war es nicht die Periode allein, die sich änderte. Ich fühlte mich allgemein schlecht, mein gesamtes System funktionierte nicht mehr so, wie es sollte und somit auch ich nicht mehr so, wie ich es von mir gewohnt war.

Von meiner Verdauung bis zum Treppensteigen - alles wurde zu einem Problem und verlief nicht mehr reibungslos. Zudem hatte ich starke Schmerzen im gesamten Bauchraum, im Becken bis in die Oberschenkel. Meine Schmerzen begleiteten mich ständig und ließen sich auch nicht durch einen Positionswechsel lindern.
Mittlerweile schmerzten auch der untere Rücken und meine Flanken so stark, dass sie keinen erholsamen Schlaf mehr zuließen. Ich war nur noch ein Schatten meiner selbst. Ich griff mehrfach täglich zu starken Schmerzmitteln, was die Sache nicht besser machte, denn nun war ich bestenfalls zusätzlich betäubt. Ich schmiss regelrecht Tabletten-Cocktails ein und genoss das gedämpfte Gefühl der Abwesenheit meines Geistes. Spätestens um 19:30 Uhr lag ich zugedröhnt im Bett.

Mir war ständig übel und ich hatte immer wieder grippeähnliche Symptome.
Noch vor vier Monaten bin ich regelmäßig zum Sport gegangen. Hieran war mittlerweile im Traum nicht mehr zu denken.

MÄRZ 2020

Eines Mittags habe ich mal mit meiner Mama telefoniert. Ich war so geschwächt, so traurig und angstvoll, dass ich geweint habe. Das Sprechen gelang mir nur mühevoll. Ich spürte, dass das, was auch immer sich da in mir breit machte, mich mein Leben kosten könnte. Meine Mama weinte ebenfalls. Sie hatte es genauso gespürt wie ich.

Ich war in diesem Zeitraum erheblich frustriert darüber, dass andere Menschen ja scheinbar so viel Glück im Leben haben und ich nun der arme Pechvogel war, der von Problemen dieser Abartigkeit heimgesucht wurde.

Ich war mittlerweile verbittert und das merkte man mehr und mehr meiner Stimmung an.

Ständig während Schmerzen verändern einen auf Dauer.

Ich war im März 2020 an zwei aufeinanderfolgenden Tagen in der Notaufnahme. Auch das gab den behandelnden Ärzten, die dieselben waren wie am Tag zuvor, dort nicht zu denken.

Inzwischen war es so weit, dass es unmöglich war, eine Urinprobe abzugeben. Sobald ich den Becher zwischen meine Beine hielt, füllte er sich nahezu randvoll mit Blut. Selbst solche Situationen wurden von dem medizinischen Personal, welches ich auf meiner Diagnosereise aufsuchte, konsequent ignoriert. Ich muss es leider auf diese Weise ausdrücken, denn es ist ja nicht so, als hätte diese Zustände niemand mitbekommen. Im Gegenteil, man konnte die Missstände sehen, aber nicht einordnen. Ob der ignorante Weg einfach nur der bequemere war, überlasse ich ihrer Fantasie.

APRIL 2020
(K)Ein Ende in Sicht?

Es war Mitte April im Jahr 2020 - nach einer unfassbar langen Zeit des Leidens - fand ich zum ersten Mal eine Ärztin, die meine Schmerzen und Symptome ernst nahm. Sie erkannte, dass meine Gebärmutter stark vergrößert war. Ich hatte mittlerweile sehr schlechte Blutwerte, was ein weiteres Indiz dafür war, dass mit mir etwas nicht stimmen konnte.

Besonders im Hinblick darauf, dass selbst „gute Blutwerte" ja lediglich aussagen, dass wir überleben. Sie sagen nichts darüber aus, wie gut oder gar hervorragend wir leben. Nur, dass wir <u>überleben</u>!

Ich sollte mich, sofern meine Familienplanung abgeschlossen war, damit beschäftigen, mich einer Gebärmutterentfernung zu unterziehen. Mir bereitete der Gedanke, ohne Gebärmutter mein Leben zu verbringen, keine Schwierigkeiten. Ich wollte nur noch, dass dieser Zustand endlich aufhört. Aus Interesse meldete ich mich in einer Gruppe an, die aus Frauen bestand, denen die Gebärmutter bereits entfernt worden war. Sie bemühten sich um Aufklärung. Dort wurde sehr detailliert über Nach- und Nebenwirkungen berichtet. Ich setzte mich intensiv damit auseinander, dass nach der Entfernung mein Leben (als Frau gesprochen) anders aussehen würde.

Es war zum damaligen Zeitpunkt gar nicht so einfach für eine solche Operation vorstellig zu werden und so riet sie, wenn möglich noch ein wenig zu warten. In der Zwischenzeit erhielt ich regelmäßige Eiseninfusionen, um den Mangel, den ich durch den Blutverlust erlitt, auszugleichen. Wirklich fitter wurde ich hierdurch allerdings nicht.

Zu jener Zeit hatten die meisten Kliniken aufgrund der Corona-Pandemie beschlossen, ihre Operationen auf ein Minimum zu reduzieren und nur Notfälle zu behandeln. Ich fragte mich manchmal, wer denn eigentlich festlegt, was ein Notfall ist. Welche Parameter werden hierfür verwendet und welchen Spielraum haben diejenigen, die darüber entscheiden. Ich als Patientin hatte jedenfalls keine Möglichkeit, hier klar und deutlich weitere Untersuchungen einzufordern.

In den nächsten vierzehn Tagen änderte sich mein Gesundheitszustand drastisch und ich wurde erneut in der Arztpraxis vorstellig. Meine Gebärmutter war weiter gewachsen und ließ sich bei einem Ultraschall nicht mehr vollständig darstellen, zumindest nicht auf einem Bild.

Zudem hatte sich sehr viel freie Flüssigkeit in meinem Bauchraum angesammelt. Ich sah ein wenig so aus, als sei ich schwanger. Mein Zustand war mittlerweile sehr deutlich sichtbar. Meine Haut war fahl und blutleer, ich konnte mich kaum noch auf den Beinen halten. Die Ärztin rief sofort in einem Krankenhaus an, das auf

Gebärmutterentfernungen spezialisiert war. Dort wurde ich zwei Stunden später als Notfall aufgenommen.

Ich war erleichtert, denn endlich hatten die Schmerzmittel, die Ungewissheit und hoffentlich auch alle anderen einschneidenden Symptome ein Ende. So dachte ich.

Ich wurde auch hier zunächst (aufgrund meines Alters, wie man mir später mitteilte) in diesem Krankenhaus nicht wirklich ernst genommen. Ich merkte an dem Blick der Ärztin, als ich den Grund für mein Erscheinen darlegte, was sie von mir hielt. Wer geht auch schon wegen seiner Periode zum Arzt? Wohl niemand außer mir - so fühlte ich mich jedenfalls!

Nachdem sie mich untersucht hatte, war sie schockiert über den Zustand meiner innenliegenden Geschlechtsorgane. Nun wurde ich endlich ernst genommen. Sie veranlasste alles Nötige, um eine Operation schon am nächsten Tag möglich zu machen.

Ab hier überschlugen sich die Ereignisse. Es folgte ein Gespräch über die Anästhesie zur Aufklärung und eine weitere Blutabnahme. Danach entschied ich mich bis zum nächsten Morgen noch mal nach Hause zu meiner Familie zu fahren.

Ich wollte zu meinem Mann und zu meinen Kindern. Ich wollte hemmungslos weinen und in den Arm genommen werden. Ich sehnte mich nach Wärme und Geborgenheit.

Ich hatte wahnsinnige Angst vor diesem Eingriff. Die Entfernung meiner Gebärmutter war aufgrund der Größe nur über einen großen Bauchschnitt möglich.

Bis zu diesem Zeitpunkt war ich noch nie operiert worden. Ich fürchtete mich vor Schmerzen und um ehrlich zu sein auch vor der Narkose.

Ich hatte mal einen Film gesehen, in dem jemand während einer Operation wach wurde. Er spürte und hörte alles, konnte sich aber nicht bewegen oder bemerkbar machen. Ich glaube, der Film hieß „Awake". Wenn ihnen keine OP bevorsteht, ist dieser Film wirklich lohnenswert, spannend und es erwartet sie ein überraschendes Ende.

An späterer Stelle werden sie sich vielleicht an diesen Absatz zurückerinnern, wenn es darum geht, von wem oder von was unsere Vorstellungen über gewisse Ereignisse konditioniert und geprägt werden.

Zudem bereiteten mir die Corona-Auflagen Bauchschmerzen, denn ich sollte am nächsten Morgen mutterseelenallein im Krankenhaus erscheinen.

Die Vorstellung, dass ich auch nach der OP keinen Besuch empfangen durfte, war schrecklich. Unmenschliche Zeiten waren das, welche kein Mensch erleben müssen sollte. Ich werde dieses Thema hier bewusst nicht weiter erörtern. Das Buch würde sonst eine andere Richtung einschlagen, als ursprünglich geplant war.

Ich zitterte wie Espenlaub und konnte mich kaum beruhigen. Ich erhielt glücklicherweise eine Beruhigungstablette, die relativ schnell und verlässlich wirkte. So wartete ich im Krankenhauszimmer darauf, für die Operation abgeholt zu werden. Als es so weit war und mir das Anästhetikum in die Venen gespritzt wurde, fühlte ich mich erlöst. Meine Augen ließen sich nicht länger offen halten und für einen ganz kleinen Augenblick, wirklich nur für eine Millisekunde war es mir völlig egal, wenn nicht sogar recht, wenn ich nicht wieder aufwachen würde.

Das nächste, woran ich mich erinnere, ist, dass ich im Aufwachraum sehr unsanft geweckt wurde. Man riss mich förmlich aus dem Dämmerzustand. Man versuchte, mich zwanghaft wach zu halten und teilte mir mit, dass meine Gebärmutter nicht entfernt werden konnte. Man entdeckte bei Eröffnung des Bauchraumes seltsam aussehendes Gewebe, sodass eine Entfernung nicht möglich war.

Seltsames Gewebe? Ich wusste nicht so recht, was ich darunter verstehen sollte. Wenn es doch seltsam aussah und ich eh schon auf dem OP-Tisch lag, warum wurde es mir dann nicht einfach entfernt?
Ich war zu benommen, als dass ich mit dieser Information überhaupt etwas anzufangen wusste. Jedenfalls nicht bewusst. Unterbewusst nahm mein Verstand dennoch alles auf. Mein Puls und mein

Blutdruck schossen in die Höhe und mir sprang beinahe mein Herz aus der Brust. Je weniger Luft ich bekam, desto mehr Panik stieg in mir auf.

Man redete auf mich ein, dass ich mich beruhigen müsse und gab mir blutdrucksenkende Mittel, die unglaublich schnell wirkten. Ich wollte nur noch schlafen, mir war alles egal. Ich hörte nur bla bla bla und gab mir keine besonders große Mühe mehr, weiterhin zuzuhören. Ich tat so, als hätte ich alles verstanden, damit man mich endlich in Ruhe und wieder schlafen ließ.

Das nächste, woran ich mich erinnere, ist, dass mein Mann mich zwischendurch auf meinem Handy anrief. Das hatte eine Krankenschwester mir freundlicherweise bereitgelegt, als ich wieder auf dem Zimmer war. Ich teilte ihm die mir vorhandenen Informationen mit und schmiss danach mein Handy weg. Irgendwohin, sodass ich es nicht mehr erreichen konnte. Er rief daraufhin noch mal auf der Station an, weil ihn sehr verwunderte, was ich da von mir gab. Er dachte überwiegend daran, dass ich noch verwirrt von der Narkose sei. Die diensthabende Krankenschwester konnte ihm keine genaue Auskunft geben und versicherte ihm sich zu erkundigen. Ob die beiden sich noch mal verständigten, kann ich nicht genau sagen. Es gab einfach zu viele Ereignisse in kurzer Zeit.

Später, als ich etwas wacher war, kamen zwei der Ärzte, die mich operiert hatten, noch mal zu mir.

Sie erklärten mir ausführlich, warum die Operation nicht wie geplant durchgeführt werden konnte.

Sie redeten viel um den heißen Brei. Irgendwas von: Man wüsste nicht so richtig, sei sich nicht sicher und man müsste jetzt erst mal die Histologie abwarten. Sie hofften, dass es Lymphdrüsenkrebs sei.

Ich dachte da noch so bei mir: Ja ja, erzählt ihr mal. Ich ließ mir erklären, dass diese Krebsart wohl gut heilbar sei und dass das in meinem Alter (ich war wie gesagt zu dem Zeitpunkt 36 Jahre alt) am wahrscheinlichsten sei.

Es war schon seltsam; einerseits war ich so überzeugt davon, dass das, was dort in mir vorging, auf jeden Fall etwas Tödliches sein musste, hielt eine Krebserkrankung aber für absolut ausgeschlossen. Dies erklärt vielleicht, warum ich derart genervt von deren Gerede über dieses Krankheitsbild war.

Als sie mein Zimmer verließen, schlief ich trotz dieser Erklärungen zufrieden ein. Dass dies das letzte Mal gewesen war, wusste ich zu dem Zeitpunkt noch nicht.

Am nächsten Tag lagen die ersten Ergebnisse vor. Es hieß, dass Lymphdrüsenkrebs ausgeschlossen werden konnte. Man HOFFTE nun, es sei Gebärmutterhalskrebs.

Erstmalig machte sich der Gedanke in mir breit, dass ja scheinbar zu 100 % davon ausgegangen wurde, dass ich Krebs habe. Warum sonst wurde denn die ganze Zeit von Hoffen gesprochen? Was gibt es da wohl noch Schlimmeres, dass man sich eine solche Krebsart wünscht?!

Ich nahm meinen ganzen Mut zusammen und stellte die Frage, ob ich mit meiner Vermutung richtig lag. Ich wollte die Antwort eigentlich nicht hören, denn ich kannte sie bereits. Trotzdem traf sie mich wie aus dem Nichts. Wie heißt es immer so schön. Die Schläge, die du nicht kommen siehst, sind die härtesten. Und so war es. „JA!" Lautete die eindeutige Antwort.

Das Urteil ist wie eine dunkle Wolke, die die wahre Sicht
auf den Bruder versperrt.

- Sven Hilnhagen -

Ich HABE also Krebs! Hochoffiziell!
Wie konnte das möglich sein? Ich konnte es mir nicht
erklären, denn ich war doch tatsächlich der Meinung,
dass ich einen gesunden Lebensstil nachzuweisen hatte
und ich nicht zu einer gefährdeten Personengruppe
zählte. Wie ich darauf kam? Kann ich aus heutiger Sicht
nur noch schwer sagen, aber wahrscheinlich hatte ich mir
bis hierhin nie wirklich über irgendwas Gedanken
gemacht. Die Dinge waren, wie sie waren und der eine
hat halt Pech, während die anderen Glück haben.

Die folgenden Stunden beschäftigte ich mich mit dem
Gedanken, wie ich das hätte verhindern können. Wann
war ich falsch abgebogen? Hatte eventuell meine
exzessive Jugend dazu beigetragen, dass ich nun sterben
musste. Ich zerbrach mir regelrecht meinen Kopf. Ich
wollte unbedingt eine Antwort. Hätte ich sie bekommen,
hätte das rein gar nichts an meiner Situation geändert.

Wahrscheinlich hätte ich mich sogar noch mehr gehasst, als ich es ohnehin schon tat.

Tags drauf wurde eine Computertomografie (CT) vom Thorax und Abdomen gemacht. Ich wusste nicht, welche Tortur so ein CT im frisch operierten Zustand darstellt, geschweige denn auf welche Weise man Kontrastmittel einverleibt bekommen kann. In meinem Fall durfte ich nicht nur Kontrastmittel trinken, sondern bekam es intravenös sowie rektal zugeführt. Letzteres war besonders unangenehm. Es war mir peinlich und ich dachte bereits daran, wie der Körper dies wohl wieder loswürde. Immerhin konnte ich noch nicht selbstständig ohne Hilfe aufstehen, um auf die Toilette zu gehen. Das, was folgen sollte, übertraf meine Vorstellungen. Ich schämte mich für die vielen Bettpfannen, die ich verlangte und weinte, als ich mich waschen lassen musste. Ich war gebrochen, nicht nur als Mensch, sondern besonders als Frau.

Die Bildgebung des CTs ergab nichts Gutes, denn sinngemäß hieß es:
Das Tumorgewebe war in die rechte Beckenwand gewachsen, hatte die Harnblase, den Darm, den Harnleiter und an mehrere Stellen die Vena Cava inferior infiltriert. Eine Operation war aufgrund dieser Umstände unmöglich, denn bei der Vena Cava inferior handelt es sich um eine große Hauptschlagader im Bauchraum, die für uns lebensnotwendig ist und niemals verletzt werden darf.

Zur Sicherheit machte man noch Röntgenaufnahmen von meiner Lunge.

Darüber hinaus waren Lymphknoten und Lunge stark mit Metastasen befallen. Ein großer Ovarialtumor (links) mit einem Durchmesser von 6,8 cm hatte es sich ebenfalls bequem gemacht und einen Gallenstau innerhalb der Leber gab es gratis dazu.

Das Stadium, in dem ich mich befand, nannte sich 4b. Es gibt kein weiteres Stadium. Ich befand mich also bereits am Ende der Erkrankung.

Außerdem hatte ich Pleuraergüsse. Hierbei handelt es sich um eine Wasseransammlung zwischen Lunge und Rippen, genauer gesagt zwischen dem Lungen- und Rippenfell.

Da war es nun also. Das letzte (kurze) Kapitel meines Lebens, das bereits angebrochen war. Dessen war ich mir völlig sicher. Ich kannte Krebs aus dem Fernseher und anderer Medien wie Zeitung und dem Internet. Auch war ich durch Bekannte oder Menschen in der näheren Umgebung schon mal mit der Erkrankung in Berührung gekommen. Alle waren sie gestorben.

Schnell fiel mir noch meine Oma ein, die ein Bronchialkarzinom hatte und ebenfalls qualvoll im Alter von 74 Jahren gestorben war. Zumindest dachte ich das zu diesem Zeitpunkt noch. Überhaupt hatten alle eines gemeinsam. Den schrecklichen Leidensweg, den sie haben ertragen müssen, bevor sie verstarben.

Mit jeder Untersuchung, die ich über mich ergehen lassen musste, wurden die Prognose und Diagnose nur schlechter anstatt besser.

Am Ende der Woche stand fest, ich sollte schnellstmöglich noch aus dem Krankenzimmer heraus „meine Sachen regeln"! **Man gab mir eine restliche Lebenserwartung von 8-12 Wochen!**

Man kann in Worten nicht beschreiben, wie sich das anfühlt. Was sind schon acht oder zwölf Wochen?! Was wollte ich in dieser kurzen Zeit noch regeln? Jedenfalls nichts, was mich hätte in Frieden gehen lassen. Ich hätte ja noch nicht mal mit mir selbst in dieser Zeit abrechnen können. Wie soll man in der kurzen Zeit angemessen Abschied nehmen? Für mich machten diese Umstände ein friedvolles Ableben unmöglich.

Die Ärztin, die diese Aussagen tätigte, hatte selbst mit am OP-Tisch gestanden. Ich konnte ihre Überzeugung davon, dass ich dieses Bett nie wieder verlassen würde, in ihren Augen lesen. Ich kenne heute noch ihren Namen (was daran liegen mag, dass sie den gleichen Namen wie meine erste Tochter trägt) und wollte sie immer mal kontaktieren. Wer weiß, vielleicht mache ich es eines Tages oder ich lasse es lieber. Ich habe die Erfahrung gemacht, dass man sich eher nicht freut oder dafür interessiert, wie oder warum ich überlebt habe. Ich denke, Ärzte, die mit Menschen wie mir konfrontiert werden, nehmen die Sache mit dem Überleben in gewisser Art und Weise persönlich. Ich kann mir vorstellen, dass sie sich in ihrer Glaubwürdigkeit herabgesetzt fühlen, wobei das bei weitem nicht meiner Intention entsprechen würde.

Glücklicherweise genügt mir mittlerweile meine eigene Anerkennung für meine Existenz.

So bekam ich die Seelsorge ans Bett und hatte, ohne mit der Wimper zu zucken, mit meinem Leben abgeschlossen. Ich hatte schneller kapituliert, als ich „Testament" aussprechen konnte und das war ok für mich.

Das war und ist auch heute noch eines meiner hilfreichen Talente. Ich kann mich enorm schnell auf eine neue Begebenheit einstellen und in Windeseile einen Weg finden, wie ich bestmöglich durch diese Situation komme. Ich wollte jetzt stark sein und meiner Familie mein Ableben so einfach wie möglich gestalten. Was ein Unsinn in einer solchen Situation ausschließlich an andere zu denken, doch zum damaligen Zeitpunkt war es mir unmöglich, anders zu handeln.

Mittlerweile lagen die endgültigen Ergebnisse aus der Pathologie vor, welche ergeben hatten, dass es sich um ein Sarkom mit Stromaanteil handelte.

Die genaue Diagnose lautete: Endometriales Stromasarkom der Cervix Uteri, High grade Figo IVB (pulmo)
- Pulmonale Metastase linkes Ovar,
- Tumoranämie,
- Urosepsis bei Harnstau rechts,

- Hypalbuminämie,
- Pleuraergüsse,
- Aszites,
- motorische Schwäche, Adduktoren, rechtes Bein.

Bei einem Sarkom handelt es sich um eine sehr seltene Krebsart mit äußerst schlechter Prognose und Behandlungsmöglichkeiten. Dieses spezielle Sarkom macht weniger als 1% der Sarkome aus und tritt eigentlich erst in höherem Alter auf.

Irgendwann zu diesem Zeitpunkt trafen ich und mein Mann die schwerste Entscheidung, die wir je in unserem Leben gemeinsam treffen mussten.
Wie übermittelt man seinen Kindern eine solche Nachricht? Vielmehr stellte sich uns die Frage, ob wir ihnen überhaupt mitteilen sollten, was da auf sie zukommen würde.
Wir entschlossen uns angesichts der begrenzten Zeit eines unserer Kinder auf das scheinbar Unvermeidliche vorzubereiten.
Diese Entscheidung lastet bis heute auf mir und mit jedem Tag, der vergeht, bereue ich sie nach wie vor.

Meine Tochter, die damals erst elf Jahre alt war, hat mir später anvertraut, dass diese Nachricht ihr Vertrauen zutiefst erschüttert hat. In ihrem zarten Alter hatte sie sich auf diese schreckliche Realität vorbereitet, und musste ihre gesamten kleinen Kräfte mobilisieren, um damit umzugehen.

Und dann? Dann trat das Schlimmste einfach nicht ein. Sie ist selbstverständlich erleichtert, dass ich noch da bin, dennoch hat diese Vorbereitung Narben hinterlassen. Narben, die ich ihr nicht nehmen kann. Es ist, als wäre ich in die Unschuld ihrer Kindheit eingedrungen und ich fühle mich machtlos, ihr diesen Teil ihrer Seele zurückzugeben. Es schmerzt mich, welche Last ich ihr aufgehalst habe und ich kann nur hoffen, dass diese Wunde eines Tages heilt.

Unser Sohn war damals erst vier Jahre alt und wir entschieden uns bei ihm für einen anderen Weg. Wir versuchten ihm, so realitätsnah es uns möglich war, zu erklären, dass ich an einer schlimmen Krankheit litt und erst mal nicht mehr bei ihm sein kann. Der Papa aber dafür ganz viel Zeit mit ihm verbringt. Mein Mann wohnte mit ihm für diese Zeit bei seinen Eltern.
Meine Schwiegereltern haben uns unglaublich viel in dieser Zeit unterstützt.

In dem Krankenhaus, insbesondere auf der Station, auf der ich lag, durfte ich überaus einfühlsame Mitarbeiter kennenlernen. Es handelte sich um die Geburtsstation, die zu der Zeit glücklicherweise nicht ausgelastet war. Wann immer Zeit war, unterhielt man sich mit mir, brachte mir mal etwas Außergewöhnliches wie Erdbeeren mit oder hörte mir einfach nur zu. Man war dort einfach herzlich.
Eine der Krankenschwestern organisierte mir ein Einzelzimmer, so durfte mein Mann mich (endlich!)

täglich, trotz der bestehenden Corona-Auflagen besuchen. Meine Kinder durften nach wie vor nicht zu Besuch erscheinen, was ihnen zwar den düsteren Anblick der eigenen Mutter ersparte, jedoch für mich unerträglich war und bestimmt nicht dazu beitrug, mich aufzurappeln. Ich fürchtete meine Kinder nie wieder zusehen. Das ist ein Gefühl, welches sich in einem Buch kaum beschreiben lässt.

Der mich behandelnde Oberarzt entschied, dass ich in diesem Krankenhaus unter diesen Umständen nicht ideal aufgehoben war. Mir fehlte hier ganz klar eine onkologische Betreuung. Er kannte eine Klinik, dessen Klinikchef häufiger auch kompliziertere Tumorerkrankungen operiert. Er trat mit der gynäkologischen Onkologie des Krankenhauses dort in Kontakt und faxte meinen Operationsbericht sowie alle anderen Unterlagen an die zuständigen Ärzte.
Gemeinsam beschlossen sie, dass ich, sobald es möglich war, dorthin verlegt werden sollte.
Erstmal kam es allerdings anders.

Aufgrund starker Nierenschmerzen wurde zwischenzeitlich eine weitere Untersuchung gemacht. Man brachte mich hierfür in ein Partnerkrankenhaus. Dort gab es eine spezialisierte urologische Station. Mein Harnleiter war durch das Tumorgewebe stark eingedrückt, so hatte sich ein Nierenstau gebildet. Gleichzeitig überlegte man mir die Lunge zu punktieren, um das Wasser aus dieser abzulassen. Zu meinem Glück wollte man hiermit aber noch warten.

Tags drauf wurde mir eine JD-Schiene in den Harnleiter eingelegt. Dies wird unter Vollnarkose gemacht und sorgt dafür, dass der Urin wieder in die Blase ablaufen kann. So war ich zumindest schon mal die schmerzhaften Flankenschmerzen aufgrund des Harnstaus los.

Am späten Abend nach dieser Operation bekam ich starke Schmerzen in der rechten Leiste. Diese wurden rasch stärker und kamen in Wellen ähnlich wie Geburtswehen. Innerhalb einer Stunde wurden die Schmerzen so stark, dass ich sie nicht mehr aushielt. Mein Mann klingelte vermehrt nach den Ärzten, aber niemand konnte sich erklären, wo diese auf einmal herkamen. Zu meinem Nachteil - wie sich herausstellte. Denn ohne erklärbaren Grund war es nicht so einfach, Schmerzmittel zu erhalten, die stark genug waren, mir Erleichterung zu verschaffen. Ich schrie und wand mich in meinem Bett.

Diese unerträglichen Schmerzen ließen mich derart verzweifeln, dass ich angesichts der Tatsache, dass ich eh bald sterben würde, meinen Mann anflehte, mich aus dem Krankenhausfenster zu werfen.

Das Zimmer, in dem sich mein Krankenhausbett befand, lag im vierten Stock, so erschien es mir, eine sichere Sache zu sein, dies nicht überleben zu können.

Dieser Albtraum sollte endlich ein Ende haben.

Bei klarem Verstand würde mir der Gedanke an Selbstmord nie den Sinn kommen, weil ich auch davor Angst habe. Mir würde keine geeignete Methode einfallen, die ich nicht schon bereuen würde, währenddessen ich sie ausführe.

Ich befand mich in einer ausweglosen Situation, denn das, was ich da von meinem Mann verlangte, war zwar ein Wunsch, den er mir gerne aufgrund seiner Liebe zu mir erfüllt hätte, doch die Umsetzung dessen oder vielmehr meine Forderung an ihn war im höchsten Grade unmoralisch und unzivilisiert. Ein gewünschter Mord an der Mutter seiner Kinder ist wohl an Abartigkeit nicht zu überbieten.

Das ist das schöne am Schreiben. Es lässt einen noch mal einen anderen Blick auf die Realität werfen. Ich habe mich nie wirklich bei ihm für diesen Umstand entschuldigt. Wir verlangen unseren Umfeld oft unfassbar viel ab, vergessen aber dabei, dass diese sich auch zum allerersten Mal in einer solchen Situation befinden Sei's als Partner, Familie oder Freunde.
Schmerzen können einen den Verstand verlieren lassen.
Sie können uns zu einem Menschen formen, der andere manipuliert, unter Druck setzt und in die Verantwortung für die eigene fehlende Courage nimmt.

Nach Stunden der Schmerzen erhielt ich endlich einen Zugang für eine Morphiumpumpe und schlief ein. Noch in derselben Nacht bekam ich Fieber, was mich und auch meine Ärzte vor neue Probleme stellte.

Ich hatte mir dank eines Blasenkatheters, der viel zu lange lag (16 Tage, um genau zu sein), eine Sepsis eingefangen. So landete ich anstatt in einer spezialisierten Klinik für gynäkologische Sarkome erst mal auf der Intensivstation. Allein das Wort INTENSIVSTATION jagte mir eine enorme Angst ein.

Ich weiß noch, wie ich als Kind meinen Vater auf einer solchen Station besucht habe. Er hatte einen schweren Motorradunfall und sich den Rücken verletzt. Ich als Kind durfte sein Zimmer nicht betreten. Nur meine Mutter durfte zu ihm und so konnte ich lediglich durch ein kleines Fenster in der Tür blicken. Es war ein gruseliger Anblick, der mir bis heute in Erinnerung geblieben ist.

Als man mich durch den Korridor schob, um dorthin zu gelangen, zitterte ich am gesamten Körper. Teils vom Fieber, hauptsächlich wegen der Panik, die sich in mir breitmachte. Was würde mich dort erwarten? Würde ich diese Station je wieder verlassen? Besonders schlimm war der Gedanke, dass ich nun abermals keinerlei Besuch empfangen durfte.

Ich war völlig allein, während mir ein Dauerkatheter in die Vene eingelegt wurde. Über diesen konnte man nun sogar Blut abnehmen. Ich betete, dass dies der letzte Eingriff war, den ich über mich ergehen lassen musste.

Ich muss sagen, diese Station war das Beste, was mir in meiner prekären Situation passieren konnte. Ich war dort die einzige Patientin, und der Personalschlüssel war gigantisch. Ich wurde dermaßen gut umsorgt und überwacht, dass ich nach drei Tagen über den Berg war. Man hatte sogar Zeit, sich an mein Bett zu setzen und einfach mal mit mir zu quatschen oder mir die Haare zu waschen und zu pflegen.

MAI 2020

An Tag vier wurde ich wieder auf die normale Station verlegt, blieb dort noch ein paar Tage, bis meine Entzündungswerte soweit gesunken waren, sodass man ein erneutes Aufflammen der Sepsis ausschließen konnte. Nach insgesamt drei Wochen wurde ich dann in die andere Klinik verlegt.

Was ich mir von der Verlegung versprach, wusste ich ehrlich gesagt gar nicht so recht. Ich wollte jedenfalls nicht erneut operiert werden. Ich litt immer noch unter den Folgen der letzten Operation, bei der ich einmal von Hüftknochen zu Hüftknochen aufgeschnitten wurde. Selbstständiges Aufstehen oder Anziehen bereitete mir immer noch Schmerzen. Diese waren zwar mittlerweile auszuhalten, doch eine weitere Operation bedeutete, dass ich mich erneut auf starke Schmerzen einstellen musste. Ich schätze, ich habe auf irgendwas wie einen Irrtum gehofft, was in diesem Fall wohl etwas zu optimistisch gedacht war.

Man ließ mir keine zwei Stunden Zeit und es folgte ein Aufklärungsgespräch für eine Portanlage. Was bitte war ein Port? Und überhaupt hatte ich seit meiner Ankunft hier noch mit niemandem gesprochen, geschweige denn irgendeinen Arzt zu Gesicht bekommen und das erste, was ich höre, ist Port-OP!

Die Ärztin erklärte mir dann, dass man diesen für die Gabe der Chemotherapie benötige. Chemotherapie? Ich war wie vor den Kopf gestoßen und weinte. Sie entschuldigte sich sofort. Wir vereinbarten, dass ich zwei Tage Bedenkzeit erhielt. In der Zwischenzeit hatte ich so die Gelegenheit, noch mit den Ärzten zu sprechen, die dies veranlasst hatten.

Das Gespräch fand noch am selben Tag statt. Es gab keine andere Behandlungsmöglichkeit. Mir wurden keine weiteren Optionen gelassen. Dies war die Wahl, die ich hatte. Entweder eine stationäre, hoch dosierte palliative Chemotherapie oder eben nach Hause fahren und sterben.

Wieder dachte ich, dass es sich hier um einen Irrtum handeln musste. Es konnte gar nicht anders sein. Ein Irrtum.

Die Realität holte mich schnell ein. Es war kein Irrtum. Die Entfernung des Tumorgewebes war aufgrund der Lage nicht möglich, außerdem sehr selten und weit fortgeschritten. Ein schnelles Handeln war erforderlich, so hieß es.

Ich verstand das alles nicht. Warum galt ich als unheilbar? Und wenn, warum sollte ich dann diese Chemotherapie machen? Metastasen waren doch wesentlich kleiner als das bösartige Gewebe, um das es hauptsächlich ging. Schon damals stellten mich all die Aussagen über die Verbreitung und den Verlauf dieser Erkrankung nicht zufrieden. Wie konnte das alles sein?

Vor wenigen Monaten noch ging ich viermal die Woche zum Kraftsport und nun lag ich schon halb unter der Erde.

Dennoch nahm ich mein Schicksal (erst mal) an und Anfang Mai 2020 hatte ich die Portoperation und bekam den ersten Chemozyklus nur einen Tag später.

Nun ging es also los. Ich bekam eine Kombination aus zwei Zytostatika. So nennt man die Medikamente, die sich auf die Zellteilung auswirken und bei einer Chemotherapie verwendet werden.

An Tag 1 bis 3 bekam ich beide Medikamente über einen Zeitraum von neun Stunden. An Tag vier bekam ich nur noch eins dieser beiden Medikamente ebenfalls über diesen Zeitraum. Es war nicht möglich, diese Art Chemotherapie ambulant durchzuführen und so musste ich jedes Mal schon einen Tag früher ins Krankenhaus und verbrachte sechs volle Tage dort. Danach durfte ich für 14 Tage nach Hause. An sieben Tagen davon ging es mir so schlecht, dass eins meiner Kinder in dieser Zeit bei den Großeltern und das andere bei ihrer Tante verbrachte.

Die ganze Zeit über hatte ich eine riesige Angst. Alles in mir schrie: „LAUF EINFACH DAVON"!

Wohin willst du laufen, wenn du vor dir selber davonlaufen möchtest?

Ich hatte schon einmal darüber nachgedacht, einfach davon zu rennen. Das war am Tag vor der Operation, bei der mir der Port eingelegt wurde. Weder wollte ich diese Therapie, noch wollte ich einen Port. Ich wäre bereit gewesen, einfach abzuhauen, aber so sehr ich mich auch bemühte, ist mir kein Ort eingefallen, wo ich hätte hin gehen können.

Jeder, den ich kannte, hätte mich zurückgebracht und von mir erwartet, „das" durchzuziehen, zu kämpfen und mich nicht aufzugeben! So wie man halt über diese Dinge denkt, wenn man noch nie damit in Berührung gekommen ist.

Was wusste ich schon über eine Chemotherapie? Nicht viel, und das, was ich dachte zu wissen, stammte von Iris Berben aus irgendeinem 90er-Jahre Film, meiner blühenden Fantasie und meiner Oma, die ich ja bereits erwähnte.

Der erste Zyklus war der schrecklichste. Meine Nebenwirkungen bestanden aus:

- Übelkeit,
- Ekel,
- Müdigkeit,
- Gesichtsschwellungen,
- Wassereinlagerungen,
- Appetitlosigkeit,
- Verstopfung,
- Erschöpfung,
- Schwindel,
- Geschmacksverlust,
- entzündetes Zahnfleisch,
- Bauchschmerzen,
- nächtliches Schwitzen,
- laufende Nase,
- zwickende Harnröhre,
- niedrige Leukozyten,
- Nasenbluten,
- Haarausfall,
- Inkontinenz,
- Schlafstörungen,
- trockene Augen,
- Halluzinationen,
- einem Harnwegsinfekt,
- Libidoverlust,
- Austrocknung aller Schleimhäute,
- Durchfall,
- ständiges Frieren,
- nächtliches Schwitzen,
- veränderter Geruchssinn,
- tränende Augen,
- laufende Nase,
- Muskelschwäche,
- Herzrasen.

Noch im Mai 2020 verlor ich meine Haare. Ich ließ mir den Kopf für eine Perücke vermessen. Ich wollte für den Alltag ein Utensil, was mir half, nicht sofort als Kranke erkannt zu werden. Außerhalb der Öffentlichkeit trug ich sie nur sehr selten. Sie war unbequem und unecht. Ich gewöhnte mich relativ schnell an meinen kahlköpfigen Anblick.

JUNI 2020

Als ich ungefähr die Hälfte meiner Therapie, die ich kaum mehr aushielt, intus hatte, war es endlich soweit. Man machte eine weitere Computertomografie zur Kontrolle. Das Perverse an der Sache war, dass man die Ergebnisse erst mit mir besprach, als ich zwei Wochen später zum 4. Zyklus im Krankenhaus erschien. Aber zu dieser Zeit war ich eine dankbar aufsehende Patientin, die sich nicht ermächtigt fühlte, auf eine frühere Besprechung zu bestehen.

Als endlich der Arzt mein Krankenzimmer betrat, hingen wir förmlich an seinen Lippen.

Ich ärgere mich gerade über mich selbst. Ich war damals so euphorisiert von seinen Aussagen, dass ich nicht weiter nachfragte, was er mit seinen Aussagen denn genau meinte.

Wir fragten ihn, ob er gute Nachrichten für uns hätte. Er brauchte nicht zu antworten, ich sah ihm an, dass dem so war.

Ich versuche mal seine Worte wiederzugeben, nachdem er dies bejahte.

„Es ist sehr, sehr, sehr, sehr, sehr viel kleiner geworden". Das war es. Wir freuten uns, er beglückwünschte mich und ging.

Sie werden später noch verstehen, warum ich mich heute so immens über diese Situation ärgere. Ich habe mir unter dieser Aussage einfach etwas ganz anderes vorgestellt, als die Realität hergab.

AUGUST 2020

Von Zyklus zu Zyklus ging es mir schlechter und so brach ich nach dem fünften Zyklus meine Therapie ab. Zwar erschien ich zum sechsten Zyklus noch im Krankenhaus und ließ mir auch die Portnadel legen, jedoch konnte ich nicht mehr fortsetzen, was ich einst begonnen hatte.

Ich stand im Krankenhausaufzug und betrachtete mich mit meinem Infusionsständer im Spiegel.

Was war aus mir geworden? Ich hatte nicht mehr einen Muskel im Körper, der eine Rundung aufwies, geschweige denn die Kraft für einen Spaziergang oder ein Versteckspiel mit meinen Kindern. Ich wollte und konnte nicht mehr, und als ich mich da so betrachtete, war für mich klar, das mache ich kein weiteres Mal.

Ein Chemozyklus sah üblicherweise so aus: Mein Mann fuhr mich sonntags in die Klinik und ich wurde stationär aufgenommen. Man legte mir die Portnadel und nahm mir Blut ab. Wenn meine Werte in Ordnung waren, bekam ich montags am Morgen einen Infusionsständer und meine Unterlagen und fuhr damit in ein höheres Stockwerk in die Chemoambulanz. Wenn alle Medikamente gut zwei Stunden liefen, durfte ich samt aller Infusionen und Begleitmedikamente zurück auf mein Zimmer. So die Theorie. In der Praxis sah es meistens so aus, dass ich weitere Stunden warten musste, bis jemand Zeit hatte, mich auf mein Zimmer zu begleiten. Die Medikamente wirkten schnell und bereits nach dreißig Minuten war mir übel und schwindelig. Meine Muskeln waren derart geschwächt, dass ich nicht ohne Hilfestellung laufen konnte. So sahen dann die Abläufe für die nächsten Tage des Aufenthaltes aus.

Doch zurück an die Stelle, an der ich den Entschluss fasste, hoch in die Chemoambulanz zu fahren und dem Ganzen ein Ende zu setzen.

Körperlich wie auch psychisch war ich nicht mehr die selbe Frau, die ich einst war. Ich war gebrochen, zerbrechlich und schwach. Mehr konnte ich nicht ertragen. Unfähig selbstständig am Leben teilzunehmen und in ständiger Angst an der Therapie zu versterben. Diese Angst wuchs von Zyklus zu Zyklus und der Impuls in mir, der mir sagte, dass mir diese Therapie mehr schaden würde als nutzen, ließ mich nicht mehr los.

Ich hätte dies sehr viel eher tun sollen. Eigentlich schon nach dem dritten Zyklus. Die letzten beiden Zyklen erwiesen sich als überflüssig.

Für mein Verständnis von Behandlung hatte die Therapie nicht den gewünschten oder sagen wir eher erhofften Erfolg gebracht.

Natürlich wollten meine Ärzte mich davon abhalten, die Therapie abzubrechen. Als sie aber schnell merkten, dass dies vergebens ist, willigten sie ein und erläuterten mir nochmals den „Stand der Dinge".

Ihre Worte hinterließen ein Gefühl der Schwere in mir. Weder die Metastasen waren verschwunden, noch war das Tumorgewebe so weit zurückgewichen, dass mir ein wenig Hoffnung hätte geschenkt werden können.

Ein Rückgang von noch nicht mal 30 % hatte mir die ganze Tortur gebracht. Nur zwei Monate zuvor hieß es doch, es sei sehr, sehr, sehr, sehr, sehr viel kleiner geworden oder nicht? Ich hatte mir da schon einen Rückgang von über 50 %, und das im schlechtesten Fall, vorgestellt.

Aus klinischer Sicht ist das wohl ein riesiger Erfolg, doch in meinem Kopf rechnete ich mir schnell aus, wie viel Zeit mir diese 30 % wohl bringen würden. Ich überlegte, wie schnell die 30 % wohl wieder nachwachsen könnten.

Andererseits hätte ich mich vielleicht immer gefragt was mit dieser Therapie möglich gewesen wäre, hätte ich sie nicht gemacht.

Heute weiß ich, dass ich nicht da wäre, wo ich nun stehe, wenn es mir nicht erst wirklich derart dreckig ergangen wäre. Ich hätte mich nicht aufgemacht, meinen Weg zu mir selbst zu finden.

Ein weiterer Grund, warum ich nicht früher die Reißleine zog, ist, dass mir eigentlich keinerlei Zeit gegeben wurde, über meine Optionen nachzudenken. Eine Therapie startet so schnell, da hat man das meiste, was mit einem passiert noch gar nicht verarbeitet. Außerdem steht man einer riesigen Erwartungshaltung seines Umfeldes gegenüber. Es fallen so Sätze wie: „Du musst kämpfen", „Denk doch an deine Kinder", „Das ist deine einzige Chance" etc.

Kämpfen!! Ein so großes Wort, das kaum jemand wirklich reflektiert. Was bedeutet es schon, den Arm hinzuhalten und sich kaputt therapieren zu lassen. Wie soll ein Körper so in der Lage sein zu kämpfen? Meiner war es jedenfalls nicht (mehr).

Ich wurde also austherapiert entlassen.
Nach einer onkologischen Therapie wird empfohlen, an einer Anschlussheilbehandlung (AHB) teilzunehmen, welche ich wahrnahm.
Wie sie später noch erfahren werden, war es eine Erfahrung, die meine weitere Zukunft stark positiv beeinflussen sollte.

Im September 2020 machte man noch mal ein CT, welches man nun alle acht Wochen wiederholen wollte. Eine ewige Spirale des Wartens. Aber auf was? Es erschien mir mühselig, sich in diese Position zu begeben.

ENTSCHEIDUNGEN

Sterben wollte ich trotzdem nicht und schließlich fand ich einen Weg, in dem es mir gelang, meine Gesundheit in die eigenen Hände zu nehmen und schlussendlich sogar gesund zu werden. Wann wir gesund sind, entscheiden wir selber. Das weiß ich heute.

Ehrlicherweise muss ich gestehen, dass meine Heilung eher ein Nebenprodukt war, oder man könnte auch sagen, es hat sich irgendwann so ergeben. So verkopft wie ich damals war, schloss ich meine Heilung kategorisch aus. Ich wollte eher Lebensqualität zurückerlangen, um die Zeit, die mir noch blieb, auch genießen zu können. Erst als sich mir mein Handeln auf körperlicher Ebene zeigte, hielt ich es für möglich, gesund zu werden. Erst dann konnte ich es mir vorstellen.

Meine Reise war ein Prozess und innerhalb dieses Prozesses hat zusammengefunden, was zusammen gehört. Unsere Gesundheit ist etwas, was uns ganz alleine gehört. Niemand anders kann sie uns stehlen oder hat einen Anspruch darauf, dass wir ihm etwas davon abgeben. Zumindest dann nicht, wenn wir es nicht zulassen. Nur müssen wir uns um sie auch ganz alleine kümmern und sie aufrechterhalten.

Wir können uns Hilfe oder Unterstützung holen, aber schlussendlich liegt es in unserer Verantwortung.

Ein großer Aspekt auf meinem Heilungsweg ist das Loswerden meiner Ängste gewesen. Dies hat mir ermöglicht, die für mich richtigen Entscheidungen zu treffen, eine alternative Therapie zu beginnen und -trotz der langen Heilungsreise von 2 Jahren- nicht in Panik zu geraten und im Vertrauen zu bleiben.

Vertrauen in mich und in meinen Körper. Vor allen Dingen aber auch ins Leben, denn das Leben an sich ist immer für uns und niemals gegen uns. Oft arbeiten wir so enorm gegen unser Leben oder Erleben an und verlieren uns in Nichtigkeiten, die uns eher an unserer Gesundheit hindern.

Wie sie später noch erfahren werden, bin ich ein Mensch, der oft aus der Angst heraus seine Entscheidungen traf. Glauben sie mir, dass dies auch weiter der Fall sein würde, sollte ich es nicht schaffen, mich aus diesen negativen Spiralen zu befreien.

Gründe, um weiterhin in der Angst zu verweilen, würden mir noch genug gegeben werden.

Durch die engmaschige Nachsorge fand man noch genug Unklarheiten in der Bildgebung, um mich zu verunsichern.

Mir wurde zwischen September 2020 und August 2021 ein Leberrezidiv und mehrere Bauchfellmetastasen diagnostiziert. Man bot mir eine Operation und eine weitere Chemotherapie an.

Beides habe ich abgelehnt. Außerdem interpretierte man eine Schleimbeutelentzündung als Knochenmetastasen.

Ich habe also einige Erfahrung damit, wie es ist, in Angst zu verfallen oder in ihr gefangen zu sein.

Das Leberrezidiv, die Metastasen am Bauchfell als auch die Knochenmetastasen waren alles Fehldiagnosen. Die damit einhergehende Angst war für mich jedoch real und ich habe sie in vollen Zügen durchleben müssen, ob ich wollte oder nicht. Dies war der eigentliche Impuls dafür, zukünftig nicht mehr an dieser Art der Nachsorge teilzunehmen.

DEZEMBER 2020

Ich begann eine alternative Therapie in einer ganzheitlichen Klinik, die nicht weit von unserem Wohnort entfernt war. Insgesamt erstreckte sich diese Therapie bis August 2022. Also etwas mehr als 1,5 Jahre. Dies war eine Reise mit Höhen und Tiefen, mit Erfolgen und Rückschlägen. Ich möchte nicht eine Facette dessen missen, was ich in dieser Zeit erlebt habe.

Heute (ich bin nun 41 Jahre alt) erfreue ich mich bester Gesundheit, bin so fit wie nie zuvor in meinem Leben und habe glücklicherweise sogar noch ein kerngesundes drittes Kind zu Hause zur Welt bringen dürfen.

Sie sehen also, es gibt mehr als nur die eine Wahrheit, die aus Statistiken und Überzeugungen unserer Ärzte bestehen.
Es gibt meine Wahrheit! Und es kann auch ihre Wahrheit geben! Unsere eigene Wahrheit ist ein Spiegel der Umstände, die in unserer Realität sichtbar sind. Darum haben wir an unserer eigenen Wahrheit auch selten Zweifel. Zumindest so lange, bis wir beginnen, uns selbst emphatisch zu begegnen. Nur wenn wir unterschiedliche Wahrheiten für möglich halten, können wir uns entgegen unserer Überzeugung eine neue erschaffen.

Und nun lassen wir meine Geschichte hinter uns, um in ein groteskes Leben zu blicken, welches wunderschön und schrecklich zugleich sein kann.

Ich werde immer wieder einige Zeitsprünge vornehmen müssen, damit die vielen Mosaikteilchen zum Schluss ein Bild ergeben. Ein Bild, welches sie hoffentlich dazu bewegt, sich selbst zu ermächtigen, sich ihr Leben zurückzuholen.

K APITEL I.
DAS (UN)SICHTBARE MONSTER

Du siehst sie nicht und doch ist sie anwesend, sie verfolgt dich. Du kannst sie fühlen, aber nicht anfassen, sie begleitet dich wie ein ständiger Schatten und trotzdem kannst du sie nicht einfach fortschicken. Sie macht dich verletzlich obwohl du stark bist. Ich spreche von der Emotion, die wir Angst nennen. Sie ist steinalt und wohnt in uns seit Menschengedenken.

Sie ist ein schreckliches Geschöpf, das in den Tiefen unseres Seins lauert, mit der Fähigkeit, uns zu lähmen. Ein ständiger Kampf zwischen Vorsicht und Gefangenschaft.

Also für was ist sie eigentlich gut, diese maßgebende Macht?

Angst schärft unsere Sinne. Sie lässt uns vorsichtiger agieren, um uns nicht in Gefahr zu bringen.

Evolutionsgeschichtlich haben wir Angst immer benötigt, sie übernahm eine wichtige Funktion. Sie schärft unsere Sinne und aktiviert Körperkräfte als Schutz- und Überlebensmechanismus. So wird sichergestellt, dass in einer tatsächlichen oder vermeintlichen Gefahrensituationen ein angemessenes Verhalten hervorgerufen wird.

Bevor ich mich mit der abstrakten Angst vor meiner Krankheit und den damit verbundenen Begleiterscheinungen auseinandersetzen musste, lernte ich Angst folgendermaßen kennen:

Mein Herz raste und ich konnte keinen klaren Gedanken fassen. Innerlich überlegte ich mir Strategien, wie ich der Gesamtlage schnellstmöglich entgehen konnte oder wie ich beim nächsten Mal erst gar nicht mehr in eine solche Situation geriet.

Die Diagnose Krebs löst in uns eine tiefgehende Bedrohung aus. Ähnlich der Furcht, die unsere Vorfahren vor zehntausenden von Jahren beim Anblick eines angreifenden Säbelzahntigers empfanden.

Angesichts solch einer lebensbedrohlichen Situation ist Angst eine clevere Reaktion unseres Körpers.

Und genau für diese Fälle sind unsere Ängste gemacht.

In solchen Momenten treffen wir aus heutiger Sicht eine fast schon primitive Entscheidung, die aus purem Überlebensinstinkt geboren wird.

Dieses Handeln ist darauf ausgerichtet, das Weiterleben zu sichern. Alle körperlichen Mechanismen, die wir dafür benötigen, werden durch dieses überwältigende Gefühl in uns aktiviert.

Angst mobilisiert unsere Ressourcen. Sie schärft unsere Sinne und bringt unseren Körper in einen Zustand höchster Alarmbereitschaft - eine Reaktion, die ursprünglich darauf abzielte, uns vor realen Gefahren zu schützen. Nicht das eine Krebserkrankung nicht real ist, nur nimmt sie unser Körper anders wahr als eine Bedrohung, bei der wir auf die Reaktion, die unser Körper uns beschert, angewiesen sind.

Ängste nehmen in unserer modernen Welt eine Dimension ein, die besorgniserregend ist.

Doch inwieweit sind wir auf diese Überlebensmechanismen in Anbetracht einer Bedrohung wie Krebs angewiesen?

In unserem geistigen Empfinden stellt sich diese Gefahr ebenso akut, real und lebensbedrohlich dar wie der Angriff eines wilden Tieres, das uns zu fressen droht.

Nützen uns diese Instinkte in diesem Kontext tatsächlich? Sind sie hilfreich? Strategien wie schnelles (Weg)rennen oder das Erstarren versetzen uns immerhin nicht in die Lage, den Herausforderungen, die eine Krebsdiagnose mit sich bringt, angemessen zu begegnen.

Die Psychoneuroimmunologie beschäftigt sich mit dem Zusammenhang zwischen seelischen Traumata, dem Nervensystem und dem Immunsystem. Die Zusammenhänge weisen darauf hin, dass sich seelische Empfindungen direkt auf die Kompetenz unseres Immunsystems auswirken.[3]

Mal angenommen ein Mensch leidet unter Ängsten, empfindet wenig Lebensfreude, wird mehr und mehr

---

[3](1)Cohen S, Herbert TB. Gesundheitspsychologie: psychologische Faktoren und körperliche Krankheiten aus der Perspektive der menschlichen Psychoneuroimmunologie. Annu Rev Psychol. 1996;47:113-42. doi: 10.1146/annurev.psych.47.1.113. PMID: 8624135.
(2)https://de.wikipedia.org/wiki/Psychoneuroimmunologie
(3)O'Leary A. Stress, Emotionen und menschliche Immunfunktion. Psychobulle. 1990 Nov;108(3):363-82. doi: 10.1037/0033-2909.108.3.363. PMID: 2270233.

depressiv und verliert seine Lebenshoffnung. So nimmt unbewusst die Todessehnsucht überhand.

Es gibt viele (leider) umstrittene Forschungsergebnisse und Forscher, die sich mit den Entstehungsfaktoren von Krebserkrankungen befassen.
Ich für meinen Teil kann mir sehr gut vorstellen, dass die Art und Weise, wie wir leben, entweder einen Nährboden für Krankheiten liefert oder eben nicht.

Ich glaube fest daran, dass es nicht egal ist, ob wir glücklich oder unglücklich sind.
Ich habe selbst erlebt, wie sich Dauerstress auf mein Wohlbefinden ausgewirkt hat. Ebenfalls durfte ich erleben, dass fehlendes Wohlbefinden den Heilungsprozess meiner Beschwerden verlangsamte.
In diesem Zusammenhang denke ich oft an den Zustand des Verliebtseins. In diesem durchaus schönen Gemütszustand nachts zusammen spazieren zu gehen, hat bei mir selbst bei niedrigen Temperaturen um die vier Grad noch nie zu einer Erkältung geführt.

Wäre es auf dieser Grundlage nicht mehr als einleuchtend, nach einem Leben zu streben, auf das wir erleichtert und zufrieden blicken können. Ein Leben, in dem wir für uns sorgen und einstehen, in dem wir unseren psychischen Raum sauber halten.
Ich bin der Meinung, dass es von Vorteil sein kann, nach Störquellen für unser Wohlbefinden zu suchen. Vielleicht haben wir mal Schicksalsschläge durchlebt, diese aber nie

richtig verarbeitet. Eventuell plagt uns ein seelisches Trauma, welches wir seit Jahren verdrängen. Wir sollten die Aufarbeitung von solchen Dingen nicht weiter vor uns herschieben.

Gleichzeitig können wir nach Quellen suchen, die unser Wohlbefinden steigern, um eine höhere Heilungschance nicht auszuschließen.

Ein treffendes Beispiel für diesen Kontext ist der deutsche Umgang mit Trauer. Insbesondere dann, wenn jemand in unserem direkten Umfeld verstirbt.

Ich empfinde es hier in Deutschland so, dass wir anerkannt und bewundert werden, wenn wir die Fähigkeit besitzen, mit einem Verlust solide umzugehen, tapfer sind und uns der Trauer nicht all zu lange hingeben.

Es herrscht eine gesellschaftliche Erwartung, die uns dazu anregt, stark und gefasst zu wirken, während wir gleichzeitig die inneren Herausforderungen des Verlustes bewältigen.

In diesem Zusammenhang erinnere ich mich an eine Situation aus meiner Kindheit. Die Mutter meines Großvaters war verstorben. Als mein Opa am dritten Tag in Tränen ausbrach, sagte meine Großmutter (sie war Ur-Kölnerin) folgendes zu ihm: „Jetz is et bal jot"! Bedeutet: Jetzt ist es aber langsam mal genug!

Ich glaube nicht, dass sie eine böse Absicht hatte oder ihm nicht den Raum für seine Trauer gewähren wollte. Ich denke viel mehr, dass es ihr schwerfiel, mit dieser

Situation umzugehen. Sie wusste nicht, was man angesichts dieser Situation sagt. Diese Generation von Menschen (gerade aus Deutschland) tut sich äußerst schwer, mit Emotionen umzugehen, auch untereinander. So erlebe ich es jedenfalls.

In Wirklichkeit ist dies eine Art der Verdrängung von Schmerz und vielen anderen Gefühlen, die wir nicht in uns tragen wollen. Sie sollen verschwinden, also tun wir alles dafür, sie nicht aushalten zu müssen. Wenn nötig, lenken wir uns ab, um diesen Schmerz und Kummer nicht länger aushalten zu müssen. Dennoch möchten diese Gefühle in unser Bewusstsein, weil sie zu uns gehören. Sie wollen gefühlt und durchlebt werden.
Nicht gelebte Gefühle manifestieren sich irgendwann in uns und zeigen sich auf körperlicher Ebene. Das kann ganz klein beginnen. Man kennt so Sätze wie:
- das bereitet mir Kopfschmerzen
- das schlägt mir auf den Magen
- das geht mir an die Nieren
- ich kann es nicht mehr hören.

Ich frage mich oft, ob dieser Abschied wirklich so dramatisch für uns wäre, hätten wir nicht so viele Ängste mit ihm verknüpft.
Vermissen wir wirklich den geliebten Menschen oder ist es das, was uns in unserem Leben durch den Verlust genommen wird?
In vielen anderen Kulturen geht man weitaus offener mit dem Tod um. Man erkennt ihn als eine Art Übergang an.

Als ein Privileg, das den Alten und Weisen zuteilwird, die bereit sind, ihr Wissen und ihre Erfahrungen mit uns zu teilen. Vielleicht liegt die Einladung, die im Tod verborgen ist, darin, uns zu lehren, das Leben in all seinen Facetten zu schätzen und die Transformation zu umarmen, die aus Verlust und Abschied hervorgeht.

Trauern ist für mein menschliches Verständnis eine natürliche Reaktion, welche in unsere Natur verwoben ist. Denn eins steht fest:
Die Natur kennt weder unseren Arbeitgeber noch unsere Nachbarn. Sie hat kein Verdrängungsprotokoll in unserem System hinterlegt, damit wir unser Umfeld nicht belästigen. Irgendwo auf dem Weg in die Moderne haben wir wohl die Tatsache verdrängt, dass der Tod ein unvermeidlicher Teil des Lebens ist.

Das Eindämmen von Gefühlen kostet uns sehr viel mehr Energie, als wir uns vielleicht vorstellen können. Auf lange Sicht blockiert uns dieses Verhalten und bringt uns aus dem Gleichgewicht.

KAPITEL II.
VOR DER ANGST

Es mag jetzt vielleicht seltsam klingen, doch bevor ich wirkliche Angst kennenlernte, war ich schon immer ängstlich - ein Gefühl, das mich seit meiner Kindheit begleitet.

Angst war ein ständiger Begleiter in meinem Leben - und allgegenwärtig. Ich war diesen Umstand so gewohnt, dass ich ihn nicht mehr wirklich bewusst wahrnahm. Ich hielt mich und die Dinge, vor denen ich Furcht empfand für ganz normal.

Mein Horizont war recht beschränkt und ich sah überhaupt keine andere Möglichkeit, als auf bestimmte Situationen ängstlich zu reagieren.

Einige dieser Ängste waren durchaus berechtigt, während andere wiederum völlig irrational waren. Gespenster und Visionen, die nur in meinem Kopf existierten. Ungeachtet ihrer Herkunft ließen sie mich nicht los - bis die vermeintliche Bedrohung vorüber war oder ich aktiv dafür sorgte, dass sie verschwanden. Erst dann fand ich Ruhe.

In meiner Kindheit stellte ich mir selbstverständlich nicht die Frage nach dem Ursprung dieser ängstlichen Gedanken. Es war einfach so, und damit war es für mich ok. Ich kannte es ja nicht anders. Warum es anderen Kindern anders ging oder sie gänzlich unberührt blieben von solchen Empfindungen, spielte für mich in solchen

Momenten keine Rolle. Unterbewusst war ich neidisch auf die Sorglosigkeit, die ihre Kindheit mit sich brachte.

Ich war gefangen in meiner eigenen Welt, umgeben von unzähligen Ängsten, ohne zu ahnen, dass dies weitreichende Folgen für die nächsten 30 Jahre meines Lebens haben sollte.

Aus heutiger Perspektive, nachdem ich Jahre darüber nachgedacht habe, erkenne ich die frühzeitige Konditionierung zur Angst in unserem Leben.

Tatsächlich würde ich sogar so weit gehen zu behaupten, dass wir an bestimmte Ängste gezielt gebunden werden, um Kontrolle über uns auszuüben. Angst ist also ein sehr mächtiges Werkzeug.

Diese Einflussnahme beginnt bereits im privaten Umfeld, schon in jungem Alter. Insbesondere im Elternhaus, wo uns durch Angst Werte und Verhaltensnormen vermittelt werden. Ein Beispiel dafür ist der Glaube an den Nikolaus oder den Osterhasen. Kinder freuen sich auf deren Besuch und die damit verbundenen Feiertagsfreuden, gleichzeitig wird die Angst geschürt, was geschehen könnte, wenn man sich nicht so gut benimmt.

Im Erwachsenenleben zeigt sich diese Dynamik in vielen Bereichen. Hausfrauen fürchten sich vor Flecken auf weißer Wäsche, Arbeitnehmer vor dem morgendlichen Stau auf der Autobahn und Verspätungen.

Selbstständige sind in Sorge vor dem Einkommensteuerbescheid, während Jugendliche besorgt sind, ob ihr Handy-Akku den Tag übersteht.

Wir fürchten uns, den Bus zu verpassen, dass der Weihnachtsbraten nicht ausreicht oder dass der Partner möglicherweise untreu sein könnte. Auch die Sorge, dass die Kinder sich mit einem Magen-Darm-Infekt anstecken könnten, ist weit verbreitet.

Selbst in der Sexualität, die biologisch der Artenerhaltung dient, plagt uns oft die Angst, nicht zu genügen oder zu kurz zu kommen.

Wir fühlen uns unsicher vor Vorstellungsgesprächen, fürchten uns vor Prüfungen, dem nächsten Zeugnis und bangen um unsere berufliche Existenz.

Die Vorstellung einer bevorstehenden Geburt raubt uns den Schlaf, und der Gedanke, dass unser Deo versagen könnte, lässt unwillkürlich Schweißperlen auf unserer Stirn entstehen.

Unsere Ängste sind so vielfältig wie die Erfahrungen, die wir im Leben machen: vor Spinnen, vor Bränden, vor dem Ertrinken oder vor Schmutz und Tierhaaren.

In meiner Jugend mied ich eine Zeit lang die Bahn aus Angst, einer unangenehmen Person gegenübersitzen zu müssen.

Doch auch im öffentlichen Raum sind wir von Ängsten umgeben. Sei es die Furcht vor zunehmender Kriminalität, einer neuen Pandemie, dem Klimawandel, der Sorge um unsere Demokratie oder vor Ressourcenknappheiten.

Diese Verknüpfung findet statt, sobald wir die Umwelt mit unseren Sinnen wahrnehmen.

„Ich bin ein alter Mann, und ich habe schreckliche Dinge
erlebt, doch das meiste davon ist zum Glück nie
eingetreten."

- Mark Twain -

In den seltensten Fällen sind wir im Vertrauen darauf,
dass es genügt, uns erst mit Problemen
auseinanderzusetzen, wenn sie tatsächlich Realität
werden.

Häufig dominiert das Gefühl der Panik, und so müssen
wir uns der Frage stellen: Wie können wir lernen, im Hier
und Jetzt zu leben, ohne uns in einem Netz aus Ängsten
und Sorgen zu verheddern?

Um bei dem Beispiel mit der weißen Hose zu bleiben:
Wäre es nicht viel besser, sich um einen Fleck erst
Gedanken zu machen, wenn er wirklich auf der Hose
sichtbar ist? Denn immerhin verhindert die reine Angst
vor Flecken ja nicht, dass sie entstehen. Stattdessen
bewirkt unsere Angst in diesem Fall lediglich, dass wir
seltener helle Hosen tragen oder lieber zu
unempfindlicheren Farben greifen.

Eine andere Möglichkeit wäre es, auf einen schönen Waldspaziergang im Herbst gänzlich zu verzichten. Nur dann geraten wir in die Problematik, dass diese winzige Sorge um einen Fleck unsere Lebensqualität stark einschränkt.

Was ich eigentlich damit sagen möchte: Angst induziert schon im Kleinen unseren Alltag.

Sie nimmt uns die Unbeschwertheit und lässt es uns schwerfallen, die Dinge so zu genießen, wie sie eben sind. Wir verlieren die Fähigkeit, uns im Moment zu verlieren.

Unsere Existenz wird beschwerlicher, als sie sein sollte, und in einigen Fällen führen diese Prozesse zu Zwängen, die darüber entscheiden, wie wir unseren Alltag gestalten.

Schließlich finden wir uns in einem Hamsterrad wieder, in dem wir versuchen, all die schrecklichen Flecken, Verspätungen und anderen unliebsamen Ereignisse zu vermeiden.

Wir sind es so sehr gewohnt, in unserem Alltag Dinge zu fürchten, die nebenbei bemerkt auch noch völlig irrelevant für unser Überleben sind, dass wir überhaupt nicht merken, wie dauergestresst wir durch unser Leben rennen.

DAS HIER UND JETZT

Ich gebe es nur ungern zu, aber bis zu meiner Krebsdiagnose gehörte ich zu den Menschen, die Angst vor ihren eigenen Emotionen hatten. Es bereitete mir Unbehagen, diese Gefühle zuzulassen und ich fürchtete mich noch mehr davor, dass andere sie bemerken könnten. Noch schlimmer war der Gedanke, dass Menschen, die mir nahestehen, sie in mir auslösen könnten. Ich fühlte mich schwach und ausgeliefert. Das Weinen vor jemandem oder das Sprechen über das, was mich gerade bewegte, kam so gut wie nie vor.
Dabei habe ich ausgesprochen oft geweint, blieb dabei aber lieber für mich und gab diese verletzliche Seite an mir nur selten zu.

Auch heute noch muss ich mir des Öfteren sagen, dass Gefühle keine Schwäche sind. Ich musste erst lernen, dass es etwas Positives ist, meine Empfindungen anderen Menschen zu zeigen. Besonders, wenn sie mir so nahestehen, dass sie darauf angewiesen sind, an meiner Gefühlswelt teilzuhaben.

Oft konnte ich Momente überhaupt nicht genießen oder mich Situationen hingeben, weil ich nur damit beschäftigt war, mich im Griff zu haben.
Und obwohl ich dies bis zu meinem 36. Lebensjahr so gehandhabt habe, war es dennoch keine Routine und stresste mich jedes Mal aufs Neue.

Es gibt keinen zweiten Moment für unser Erlebtes. Die Vergangenheit wie auch die Zukunft existiert immer nur in unserer Vorstellung. Wir können nicht wirklich in ihnen leben. Entweder haben wir sie bereits durchlebt oder werden sie noch erleben.

Den Moment, den wir real leben, ist immer die Gegenwart, das Hier, das Jetzt und der Moment an sich.

Wir verweilen gerne und allzu oft in unrealen Augenblicken. Entweder beschäftigt uns etwas aus der Vergangenheit oder wir fragen uns, wie die Zukunft wird. Häufig macht es dies schwieriger, sich auf den Moment, den man gerade erlebt, einzulassen. Ihn wirklich mit Leben zu füllen.

Leider ist unser Alltag oft so aufgebaut, dass wir gedanklich bei tausend anderen Dingen sind. Wenn ich beispielsweise unser Essen zubereite, gedanklich aber bei den Erledigungen für die kommende Woche bin. Manchmal denken wir auch an den Wäscheberg oder die Autoreparatur, die auf uns zukommt.

Das Zubereiten von Essen kann, wenn man es zulässt, sehr meditativ sein.

Die große Kunst ist es, sich hier allerdings von nichts ablenken zu lassen. Oftmals lege ich bewusst mein Handy weg und mache ganz in Ruhe nur eine Sache.

Ich habe eine sehr lange Zeit geglaubt, dass ich am Tag mehr erledige, wenn ich möglichst viel gleichzeitig mache. Auch wenn dies bei einigen Aufgabenbereichen zutreffen mag, ist es doch so, dass ich nichts der vielen Sachen mit Freude erledigt habe. Sie wurden nur flott abgearbeitet, mehr nicht.

Ich war unzufrieden und gestresst und das, obwohl nichts von den Erledigungen in irgendeiner Art wichtig oder anstrengend war.
Wenn man seinen Alltag so bewerkstelligt, wie ich es getan habe, kommt man nur sehr schwer zur Ruhe. Ich stand ständig unter Strom und war gereizt.

Ich bemühe mich, tagtäglich, noch mehr Momente zu finden, in denen ich völlig konzentriert bei der Sache bin, mich nicht ablenken lasse. Ich lebe wesentlich freier, seit ich losgelassen habe, immer alles perfekt haben zu wollen.
Mir macht es überhaupt nichts mehr aus, wenn beispielsweise meine Hosen nicht gebügelt sind. Mein Empfinden in einer gebügelten oder knittrigen Hose unterscheidet sich nicht mehr.

Ich hab mich befreit von all den Gepflogenheiten, die man tun sollte oder nicht infrage stellt, weil man sie halt so macht.

DAS UNGEL(I)EBTE LEBEN

Die Fähigkeit, heute offen mit meinen Emotionen umzugehen, verdanke ich in gewisser Hinsicht der vorherrschenden Angst, die meine Erkrankung mit sich brachte.

Sie spiegelte immer und unaufhörlich diesen einen Gedanken wieder. Er brannte sich tief in mein Innerstes und ließ mich nicht los! Die Erkenntnis, dass mir keine Zeit mehr verbleiben würde, machte mich wahnsinnig. Wie sollte ich all das, was ich bisher verpasst hatte, nachholen? Ich hinterließ ein unerfülltes, ungelebtes und ungeliebtes Leben.

Der Gedanke von dieser Welt zu scheiden, ohne meiner Tochter zu sagen, wie wunderschön sie ist, ohne meinem Sohn zu offenbaren, was er in mir bewegt hat und ohne meinem Mann zu versichern, dass er mir mehr bedeutet als ich zugab, war schlicht unerträglich.

Diese Empfindungen verstärkten sich, wenn ich an die Zukunft dachte. Mein Sohn würde eingeschult werden, unabhängig davon, ob ich anwesend war oder nicht. Eines meiner Kinder würde eines Tages selbst Kinder bekommen, in einer Welt, in der ich vielleicht nicht mehr existierte.

Ich war mir völlig im Klaren darüber, wie schnell es hier auf Erden nun für mich vorbei sein könnte. Es blieb mir nicht mehr viel Zeit, mich in eine gefühlsbetonte

Richtung zu entwickeln, was angesichts der vielen verpassten Gelegenheiten dringend notwendig war.

Ich würde all das Unausgesprochene so schnell es ging nachholen und mich gleichzeitig von den Erwartungen an die Zukunft lösen.

Dies war natürlich nur bedingt realisierbar. Erinnerungen oder Überlegungen, wie ich etwas besser hätte machen können, ändern daran nichts. Außerdem war ich nicht fähig, durch meine Gedanken die Vergangenheit zu beeinflussen.

Während ich diese Zeilen hier schreibe, stelle ich fest, dass das Einzige, wovor ich nie wirklich Angst hatte, der Tod war. Das Gegenteil war der Fall.

Wann immer diese Themen in Schule, Beruf oder Freundeskreis auftraten, war ich felsenfest davon überzeugt, dass ich erstens nicht alt - und damit meine ich keine vierzig Jahre - werden würde. Zweitens empfand ich es als unglaublich erhaben und stark die Meinung zu vertreten, dass ein kurzes „geiles" Leben aufregend und ohne Verzicht lebenswerter sei als ein langes „vernünftiges".

Ob ich meine Meinung damals nun wirklich aus Überzeugung vertreten habe, oder ob es sich lediglich um eine inszenierte Meinung handelte, kann ich nicht mit Gewissheit sagen. Es wäre gelogen, wenn ich behaupten würde, ich wüsste es genau, aber ich vermute mal Letzteres.

Nein! Ich bin mir fast sicher, dass ich nur vorgab, ich würde so empfinden. Ich erhielt Anerkennung für die doch so scheinbar starke Haltung, die ich vertrat. Außerdem genoss ich die Vorstellung, dass es Menschen gab, die sich durch meine Aussagen sorgten. Es brachte mir für mein krankes Verständnis Wertschätzung ein.

Die Frage, die ich mir immer und immer wieder gestellt habe und noch heute manchmal stelle, ist die nach dem Hervorrufen als solches. Habe ich meine Erkrankung nicht nahezu eingeladen mit dem vielen Gefasel vom frühzeitigen Tod?
Was wollte ich damit eigentlich bezwecken? Wollte ich anhand der Reaktion anderer Menschen vielleicht meinen Wert bestimmen? Eventuell weil ich mir selbst keinen geben konnte?!

Ich war jung, voller Energie und hatte kaum ein wirkliches bewusstes Verständnis für mein Leben. Es war etwas, das mir gehörte und auf das ich einen Anspruch hatte.
Die Menschen, die mir begegneten, gezeichnet von Krankheit und Sorgen, schienen einfach nur Pech zu haben. Ich stellte mir nie die Frage, wie sie in ihre Situation geraten waren oder wie ihr Leben zuvor ausgesehen haben könnte - zu der Zeit, als sie noch jung und unbeschwert ihren Alltag lebten.

Seltsamerweise hatte ich vor solch einem Schicksal niemals Angst. Ich war in dem naiven Glauben zu den

Glücklichen zu gehören, denen das Leben seine Privilegien in Form von Stabilität und Gleichmäßigkeit zuteilwerden ließ. Ich dachte tatsächlich, man kommt so auf die Welt oder eben nicht.

Ich frage mich heute, wie mein eigenes Leben sich entwickelt hätte, wenn ich nicht so oft in Ängsten festgesteckt hätte.

Hätte ich mir tatsächlich DIESEN ersten festen Partner ausgesucht?

Hätte ich mich für DIESE Ausbildung entschieden oder DIESEN Berufsweg eingeschlagen? Vielleicht würde ich in einem ganz anderen Land leben, umgeben von anderen Menschen und Möglichkeiten.

Und JA! An diesem Punkt geraten wir unweigerlich zu der Frage:

Hätte sich meine Krankheit in einem anderen Leben zu einem anderen Zeitpunkt genauso manifestiert?

Wie oft habe ich aus Angst vor dem Unbekannten gegen mich selbst entschieden - körperlich wie auch mental.

Hätte ich jemals geraucht oder Alkohol getrunken? Hätte ich mich jahrelang in zu kleine High Heels gequetscht. Oder hätte ich überhaupt Schuhe mit Absatz getragen? Natürlich klingt es eigenartig, dass zu kleine Schuhe etwas mit meinem Sarkom zu tun haben sollen. Bei genauer Betrachtung allerdings hat jede noch so kleine Entscheidung zu dem Leben geführt, was ich schlussendlich lebte. Besonders die Entscheidungen gegen mich selber, gegen meinen Körper haben zu einem vermindertem Selbstwertgefühl geführt. Ich habe ein

Leben geführt, in dem es permanent darum ging, etwas an mir zu verändern, damit andere nichts mehr an mir ändern wollen. Ich habe mich gegen mich selbst gerichtet. Ich habe mich selber bekämpft.

DAS (ER)LEBEN FÜR ANDERE

Durch jede Handlung, die wir aus der Angst heraus tätigen, entweder um anderen zu gefallen oder Konflikte zu vermeiden, senden wir an uns die Botschaft, dass wir UNS an zweite Stelle setzen - uns zurückstellen. So werten wir uns in einem gewissen Maß ab.

Das Streben danach, anderen zu gefallen, gründet auf einer tiefen Urangst: Der Angst, ausgeschlossen zu werden.

Wir sind in der heutigen Welt, sofern wir es wünschen, nicht mehr auf andere angewiesen, um zu überleben – vielmehr können wir ein erfülltes und selbstbestimmtes Leben führen.

Dieser Zustand ist jedoch nicht immer selbstverständlich gewesen. In früheren Zeiten hatte die Aussage „Dich mögen wir nicht, du darfst nicht mehr mitmachen" schwerwiegende, sogar lebensbedrohliche Konsequenzen.

Obwohl unser Denken sich mit der Zeit, Trends, Ideologien und dem Alter wandelt, sind unsere Körper und deren Überlebensmechanismen uralt. Sie unterscheiden nicht zwischen begründeten und unbegründeten Ängsten. Sie funktionieren und laufen in unserem Körper ab, unabhängig davon, ob wir das gerade gebrauchen können oder nicht.

Oft benötigen wir nur einen bestimmten Anblick oder Klang, um Stress, Angst oder Panik auszulösen. Manchmal reicht sogar ein bestimmter Geruch oder ein Déjà-vu, um uns in diesen Zustand zu versetzen. Auch die Atmosphäre in einem Raum kann unsere Stimmung beeinflussen. Dies alles sind Konditionierungen, die sich mit den Jahren aus unseren Erfahrungen geformt haben.

Ein gesunder Umgang mit diesem Stress und der Angst, die daraus resultiert, erfordert Bewusstheit. Nur wenn wir uns dieser Mechanismen bewusst sind, können wir gezielt entscheiden, ob wir auf Bedrohungen mit „Kampf, Flucht oder Erstarren" reagieren wollen.

Angst beeinträchtigt unseren Körper auf vielfältige Weise:[4]
- die Hormone Cortisol, Noradrenalin und Adrenalin werden ausgeschüttet,
- erhöhter Herzschlag,
- erhöhter Blutdruck,
- flache schnelle Atmung,
- Schwindel,
- Zittern,
- Schwitzen,
- erhöhte Sauerstoffversorgung der Muskeln,
- Herunterfahren des Gehirns und anderer Organe, die für die Situation nicht benötigt werden.

---

4 www.zdf.de/dokumentation/terra-x/was-passiert-bei-angst-im-Körper-creative-commons-clip

Für die Empfindung von Angst oder Furcht ist unsere Amygdala[5] in unserem Gehirn verantwortlich. Sie verknüpft Erlebtes und Wahrgenommenes mit Gefühlen. Es ist wichtig zu wissen, dass Stress im Körper beinahe dieselben Reaktionen hervorruft wie Angst. Die weitverbreitete Natur von Stress bedarf wohl keiner weiteren Erläuterung.

Ich höre oft von Krebspatienten, insbesondere von denen, die weniger oder gar nicht mehr arbeiten, dass sie sich nicht mehr vorstellen können, wie sie früher ihr enormes Pensum bewältigt haben. Mir erging es ebenso. Schon der Klang des Weckers am Morgen versetzte mich in Stress, da ich fürchtete, wieder einzuschlafen. Dadurch würde ich wertvolle Minuten verlieren und das konnte ich mir nicht leisten. Ich musste viel zu viel Arbeit in zu wenigen Stunden erledigen. Ich gehörte zu den unglücklichen Pendlern, deren Arbeitsweg 1,5 Stunden je Strecke in Anspruch nahm. Ohne Stau! Manchmal brauchte ich für eine Strecke auch 2 oder 3 Stunden. Dies machte erforderlich, die fehlende Arbeitszeit nachzuholen. Ich übertrat also oft die Geschwindigkeit oder nahm Abkürzungen durch Anliegerstraßen, um wertvolle Sekunden wieder einzuheimsen. Wenn niemand zusah, fuhr ich auch schon mal über Rot. Mein gesamter Tag drehte sich darum, minutengenau mein Zeitmanagement

---

5 *(1) Amygdala - Wikipedia*
(2) LeDoux J. Das emotionale Gehirn, die Angst und die Amygdala. Zellmol Neurobiol. 2003 Okt;23(4-5):727-38. doi: 10.1023/a:1025048802629. PMID: 14514027; PMCID: PMC11530156.

einzuhalten, weil ich fürchtete, sonst noch mehr Stress ausgesetzt zu sein.

Die meiste Zeit sparte ich an mir selber. Dann fiel eben das Treffen mit einer Freundin oder die abendliche Badewanne, auf die ich mich schon den ganzen Tag gefreut hatte, aus. Worauf ich hinaus will, ist, dass man seinen Stress auch irgendwie wieder loswerden muss. Wir benötigen Regulationsmechanismen wie jedes andere Geschöpf auch.

Eigentlich braucht es nicht viel. Regelmäßige Pausen, genügend Bewegung, ausgewogene Ernährung, Hobbys oder auch ausreichend Schlaf hätten mir helfen können, meinen Stress zu reduzieren. Leider tat ich nichts davon.

„Es ist kein Zeichen geistiger Gesundheit, gut angepasst an eine zutiefst kranke Gesellschaft zu sein."

- Jiddu Krishnamurti -

Letzten Endes musste ich mir eingestehen: Ich habe mich stressen lassen. Ich habe mich von der Zeit, von meinen eigenen Vorstellungen, von gesellschaftlichen Erwartungen und den Bedürfnissen meiner Angehörigen kontrollieren lassen. Ich habe mich für viele Dinge verantwortlich gemacht und mich dabei selbst verloren.

In der Realität bedeutet das, dass unsere Angst und der Stress, den wir empfinden, erst verschwinden, wenn das zugrunde liegende Problem gelöst ist.

Leider sind wir uns in unserem Leben „VOR Krebs" nur selten darüber bewusst und vereinen uns ständig mit diesen beiden Energieräubern. Wir sind sozusagen mit ihnen verbunden, bemerken sie aber nicht wirklich. Kaum jemand denkt darüber nach, ob es wohl weitreichende Auswirkungen auf die eigene Gesundheit hat. Immerhin machen wir ja Urlaub oder gönnen uns ein Feierabendbier, um Stress abzubauen.
Es ist ein schleichender Prozess, den wir für normal halten.

Wir werden mit Glaubenssätzen wie: „Das Leben ist kein Ponyhof" oder „Wer schön sein will, muss leiden" groß.
Uns wird von klein auf vermittelt, dass das Leben hart und schwer ist und keinen wirklichen Spaß macht. Arbeit macht nun mal keine Freude. Diese Umstände waren seit jeher so und haben auch weiterhin so zu sein, sonst ist es ja keine richtige Arbeit.
Eh wir uns versehen, haben wir uns ein Leben kreiert, in dem es Tag für Tag darum geht, zu überleben. Wir hangeln uns von Wochenende zu Wochenende oder von Urlaub zu Urlaub - von Ereignis zu Ereignis.

Auch hier ist der Druck groß, nicht einer Enttäuschung zu begegnen. Denn es gibt sie, all die „langweiligen" Wochenenden und „enttäuschenden" Urlaube, die Partys, bei denen die Stimmung fehlt und die missglückten Familienfeiern.

Doch unterliegt dieses Empfinden nicht unserer Bewertung und unserer Erwartungen?

In Bezug auf die Krankheit Krebs findet meiner Meinung nach eine grundsätzliche Prägung unseres Denkens statt. Bevor ich jemanden kannte, der an Krebs erkrankt oder daran gestorben war, glaubte ich bereits zu wissen, was es bedeutet, wenn man daran erkrankt.

In meiner Vorstellung war Krebs immer tödlich. Wenn man Glück hatte, starb man schnell, wenn man Pech hatte, verbrachte man Jahre im Dahinsiechen, während der Krebs einen von innen her zerfraß.

KREBS IST ALLGEGENWÄRTIG

Seit der ehemalige US-Präsident Richard Nixon im Jahr 1971 die Initiative WAR ON CANCER zu deutsch: „Krieg gegen den Krebs" ins Leben gerufen hat, ist die Präsenz dieser Krankheit in der Gesellschaft meiner Meinung nach so gigantisch wie nie.

Es heißt ja immer, Krebs sei ein Tabuthema oder vielmehr Krebs soll nicht länger ein Tabu sein. Aber ist es das wirklich? Was ist damit gemeint? Zugegeben, im ersten Moment hört sich das ziemlich gut an und lässt sich außerdem gut vermarkten. Wenn man zur Bewegung der Enttabuisierenden gehört, macht das einen lobenswerten Eindruck, man steht moralisch auf der etwas besseren Seite und hat für sein Lebenskonto fleißig Punkte gesammelt.

Sieht man aber ein zweites Mal etwas genauer hin, erkennt man, dass darüber hinaus nichts übrig bleibt. Es ist eine Vermarktung, mehr nicht.

Ich kenne nicht einen Betroffenen, dem diese Kampagnen wirklich helfen. Reale Unterstützung entsteht immer durch Menschen, die sich mit dem Menschen befassen und nicht mit der Krankheit. Das gilt in meinen Augen für die Kommunikation wie auch für die Behandlung.

Das Thema Krebs wird für mein Empfinden regelrecht ausgeschlachtet. Besonders wenn es um die Vermarktung der damit verbundenen Vorsorgetermine geht. Für mich ist das ebenso angsteinflößend wie die Krankheit selbst.

Es ist kaum möglich, bei dem Thema Vorsorge die „richtige" Entscheidung zu treffen. Egal wie sie ausfällt, wird irgendwann aus Vorsorge Vorsicht und schließlich Angst. Immer und immer wieder.

Natürlich gibt es genügend Themen in Bezug auf Krebs, die einfach nicht angesprochen werden (dürfen)! Beispielsweise, das junge Nichtraucher an Lungenkrebs erkranken.

Unser Umfeld wird mit der Zeit kontaktscheu oder möchte sich keine Strategie überlegen, wie man „uns" nach unserem Wohlbefinden fragt. Irgendwann schweigt man das Thema lieber tot. Bis man selber irgendwann tot ist. Dann ist es zu spät für Strategien oder Überlegungen.

Welcher Mann spricht schon gerne über seinen Peniskrebs, wohl kaum einer. Und was uns Frauen angeht, fällt es uns auch nicht unbedingt leicht, offen mit einem Analkarzinom umzugehen. Aber meiner Meinung nach liegt der Ursprung dessen eher an den befallenen Körperteilen als an der Erkrankung an sich.

DIE ANGST DER UNTERVERSORGUNG

Der Begriff „Vorsorge" bringt für mich zwei wesentliche Problematiken mit sich:

1. Neigen wir dazu zu glauben, dass wir durch die regelmäßige Teilnahme an allen empfohlenen Vorsorgeuntersuchungen automatisch vor Krankheiten verschont bleiben. Diese Annahme kann falsche Sicherheit vermitteln. In jüngeren Jahren war ich mehr als vorbildlich, was dieses Thema angeht. Ich habe mich dadurch tatsächlich sicherer gefühlt. Ja, nach „bestandener" Untersuchung meinte ich, nun bessere Voraussetzungen etabliert zu haben, für alles, was kommt. Es ist wichtig, sich darüber im Klaren zu sein, dass bis zur Entwarnung oft ein gewisses Unbehagen bleibt. Dies wird begleitet von der ständigen Sorge, dass etwas nicht stimmen könnte. Es wird regelrecht nach Krankheit gesucht. Wir nehmen an, dass wenn wir schön brav das Vorsorgeprogramm absolvieren, würden wir irgendwie verschont bleiben.

2. Korrigieren sie mich, wenn ich mich irre: Mal angenommen, bei einer Vorsorgeuntersuchung wird ein Tumor erkannt. Dann bedeutet dies, dass dieser Tumor bereits vorhanden war oder nicht? Ich habe also nicht vorgesorgt! Nach meiner Auffassung habe

ich meinen Körper untersuchen lassen, wobei ein bereits vorhandener Tumor diagnostiziert wurde.

Ich überlasse es an dieser Stelle ihnen, zu beurteilen, ob ich einfach nur ein falsches Verständnis von dem Begriff Vorsorge habe oder ob meine Zweifel berechtigt sind.

Wir sollten nicht vergessen, dass sich Vorsorgeuntersuchungen als eine lukrative Einnahmequelle für die Gesundheitsindustrie erweisen.

Es gibt erstaunlich viele Geräte und Verfahren, die für diverse Vorsorgeuntersuchungen benötigt werden. Das Equipment als auch ihre Nutzung erwirtschaften Unsummen an Geldern. Dies gilt im übrigen ebenso für die Nachsorge, in der sich viele Patienten befinden. Wenn ich alleine ausrechne, welche Summen mit Kontrastmitteln verdient werden, wird mir übel.

Durch Vorsorgeuntersuchungen lassen sich Statistiken besser darstellen.
Haben Frauen also seit Einführung der Mammografie wirklich eine längere Lebenserwartung? Oder wird dies lediglich behauptet? Nun wir können, um dies zu beurteilen, einfach kurz den Blickwinkel ändern.
Durch die frühzeitige Entdeckung von Tumoren leben tatsächlich nach fünf Jahren mehr Frauen.[6]

---

6 (1)*Lothar Hinreise, Chemotherapie heilt Krebs, und die Erde ist eine Scheibe*

Durch die frühzeitige <u>Erfassung</u> der Frauen findet die Behandlung logischerweise entsprechend früher statt, als es bei derselben Person der Fall wäre, die nicht an Vorsorgemaßnahmen teilnimmt.

Um mich einfach mal als Beispiel zu nehmen. Ich habe meine Diagnose Anfang 2020 erhalten. Wir schreiben heute das Jahr 2025 und ich lebe somit fünf Jahre nach Untersuchungsbefund noch.

Meine gesundheitlichen Probleme begannen bereits Ende 2017. Wäre ich wesentlich früher diagnostiziert worden, würde ich heute bereits sieben Jahre nach Diagnose leben. Wie ist also der reale Nutzen einer solchen Vorsorgeuntersuchung.[7]

Natürlich hätte ich mir in meinem Fall eine frühere Entdeckung meines Sarkoms gewünscht. Dies wäre selbstverständlich von Vorteil gewesen. Dennoch ist meine Meinung (mittlerweile) die, dass es nicht nur von Vorteil ist, sich so schnell wie möglich rabiat und aggressiv therapieren zu lassen. So eine Therapie bringt uns nicht immer den Überlebensvorteil, den wir uns aufgrund von Statistiken erhoffen. Außerdem kann ich aus Erfahrung sagen, dass meine Angst, an der Therapie

---

[7] Esserman LJ et al., *"Overdiagnosis and Overtreatment in Cancer: An Opportunity for Improvement" JAMA, (Überdiagnose und Überbehandlung bei Krebs: Eine Gelegenheit zur Verbesserung)*

zu versterben, irgendwann in keinem Verhältnis mehr zu meiner Erkrankung stand.[8]

Packe ich den Zeitpunkt der Früherkennung, bei dem eine Person diagnostiziert wird, auf eine Zeitlinie, steht die Entdeckung ziemlich weit vorne.

Verlängern wir aber den Zeitstrahl in die Vergangenheit zu dem Zustand, indem wir völlig gesund waren, ohne irgendwelche Beschwerden, so ist der Moment der „Früherkennung" weiter hinten auf dieser Zeitachse. In Bezug unseres Daseins und die Entwicklung von Krankheiten befinden wir uns bereits in einem späteren Stadium. Auch wenn dieses nicht so klassifiziert wird.

Wir gehen ja nicht abends mit einem gesunden Körper zu Bett und wachen am nächsten Morgen mit einem Brusttumor auf. Erkrankungen oder vielmehr entartetes Gewebe entwickelt sich allem Anschein nach über einen längeren Zeitraum.

Diese Zeitspanne findet in der Welt der Vorsorgeuntersuchungen so gut wie nicht statt. Sie spielt kaum eine Rolle, weder wie wir diesen Abschnitt unseres Lebens verbracht haben, noch was uns in diesem Zeitraum widerfahren ist.

Es ist fast so, als hätte dieser Teil unseres Lebens überhaupt keine Daseinsberechtigung. Gestern gesund und heute krank, so lautet die Devise. Jeder Zweifel, jede Unstimmigkeit, die aus uns heraus an die Oberfläche möchte, wird sofort konsequent niedergewalzt. Warum

---

[8] Lothar Hirneise, Chemotherapie heilt Krebs und die Erde ist eine Scheibe, Sensei Verlag, 2002, S.159

meinen wir, erst krank zu sein, wenn wir eine Diagnose erhalten? Und warum sind wir nicht im Stande, wenn wir vermeintlich gesund sind, in uns hinein zu horchen und anhand unseres Wohlbefindens zu bemessen, wo wir gesundheitlich stehen?!

Vorsorge sollte individuell abgestimmt sein.
Mir war wichtig, mich mit diesen Themen zu befassen, um herauszufinden, was für mich sinnvoll und wohltuend ist.

Würden wir uns voll umfänglich kennen und wäre uns bewusst, wie eine mögliche Diagnose – auch wenn sie sich später als irrelevant herausstellt – uns emotional treffen kann, wären wir eventuell vorsichtiger, in welche Lage wir uns bringen. Aber die Entscheidungsmacht haben wir längst an Ärzte und an regelkonforme Intervalle abgegeben, die es einzuhalten gilt.
Dabei ist es jedoch essenziell, nicht in eine Angstspirale zu geraten, wie es oft der Fall ist.

Ich betrachte Krebs nicht als tabuisiertes Thema. Jedenfalls nicht, was die Existenz, die vielen Untersuchungen und die Behandlungsform angeht.
Viele Unternehmen haben begonnen, sich mit bestimmten Werten zu identifizieren oder nutzen gezielte PR-Strategien, um entweder ihr Image zu stärken oder den Absatz ihrer Produkte zu fördern. Es ist bedeutsam, diese Dynamiken zu erkennen und kritisch zu

reflektieren, wie sie unsere Wahrnehmung von Gesundheit und Krankheit beeinflussen.

Im Jahr 2019/2020 war die häufigste Krebserkrankung bei Männern der Prostatakrebs, gefolgt von Lungen- und Darmkrebs, bei Frauen der Brustkrebs, gefolgt von Darm- und Lungenkrebs. Jährlich erkranken insgesamt etwa 500.000 Menschen neu an Krebs.[9]

Krebs ist ein allgegenwärtiges Thema – sei es in Hollywood-Filmen, Serien oder im täglichen Leben. Überall begegnet man Diskussionen über diese Krankheit und auch in meinem Freundes- und Bekanntenkreis nimmt das Thema zunehmend Raum ein.

Es könnte an meiner veränderten Wahrnehmung liegen, dass ich in den letzten Jahren häufiger Gespräche darüber z. B. im Supermarkt oder Eiscafé mitbekomme. Ähnlich wie bei Schwangeren. Die subjektive Aufnahme ändert sich.
Plötzlich sieht man überall Babybäuche, Kinderwagen oder Babytragen.

Mir fällt bei diesen Gesprächen auf, dass sie selten positiv sind. Ich meine damit nicht, dass man erfreut verkündet: „Oh, Herr XY hat jetzt endlich Krebs! Wie toll!" Sondern

---

9 *Information des Bundesgesundheitsministerium*
Krebsregisterdaten Krebs in Deutschland 2019/2020
https://www.bundesgesundheitsministerium.de/themen/praevention/
gesundheitsgefahren/krebs.html

ich denke vielmehr in die Richtung, dass ich kaum höre, wie jemand mal von einer Genesung spricht.

Auch über alternative, erfolgreiche Wege zur Wiederherstellung der Gesundheit höre ich nur selten etwas. Wir neigen oft dazu, uns eher auf die negativen Erlebnisse in unserem Leben zu konzentrieren. Aber ist es nicht gerade dann von Bedeutung, uns auf Positives zu konzentrieren, wenn wir dringend etwas Positives in unserem Leben benötigen? Sollten wir nicht den Fokus auf die guten Ereignisse legen, um den Schlechten ihre Energie zu entziehen.

Leider ist es oft so, dass ehemalige Ärzte oder Menschen, die mich nicht mehr begleiten, meine Krankheitsgeschichte hauptsächlich in einem negativen Licht darstellen. Oft höre ich, ich sei unverantwortlich oder nur „gerade mal stabil" – es wird darüber spekuliert, wie lange das wohl so bleiben mag. Man gerät in den Verdacht, sich keine Gedanken über die Zukunft seiner eigenen Kinder zu machen. Von (ehemaligen) Freunden wurde ich oft als undankbar oder gar arrogant empfunden. Insbesondere dann, wenn ich erwähne, dass ich sehr viel in Eigenverantwortung dafür getan habe, eine Verbesserung meines Gesundheitszustandes und Lebensqualität zu erreichen.

Mein Umfeld sah mich lieber als Wunder. Auch heute noch passiert es mir ab und an, dass ich und der Ausgang meiner Geschichte so betitelt werden.

Es ist fast so, als vergessen die Menschen, in welchem Zustand ich mich nach meiner klassischen Therapie befunden habe.

Es werden die Augen vor den Fakten, den Wahrheiten und dem Offensichtlichen verschlossen. Meine Ausführungen werden konsequent ignoriert. Ich habe gelernt, damit umzugehen. Ich habe begriffen, dass viele dieser Menschen selbst in ihren eigenen Ängsten gefangen sind, die auf den ersten Blick nicht erkennbar sind. Sie klammern sich an Überzeugungen, die nicht wirklich ihre eigenen sind. Sie haben sie, wie viele andere, über ein angsterzeugendes System angenommen. Mir scheint es so, dass viele dieser Menschen gar nicht merken, dass sich diese Überzeugungen nicht aus ihren eigenen Gedanken heraus gebildet haben.

So ist das heute, wir werden geflutet mit Informationen und Inspirationen, die all unsere Sinne manipulieren. Manchmal frage ich mich, wie mein Esszimmer eigentlich aussehen würde, gäbe es keine Plattformen wie Pinterest oder Instagram. Ich gebe einen Hashtag ein, beispielsweise #esszimmerinspo und schon weiß ich keine zwanzig Minuten später, wo welches Möbelstück stehen soll und welches neue Interieur angeschafft werden muss. Wie wäre wohl mein eigener Möbelgeschmack ohne vorherige Inspiration? Wie würde ich wohl Dinge in meinem Wohnzimmer kombinieren? Welche Farben würde ich wählen?

Jemand, der sich (endlich) dazu entscheidet, die volle Eigenverantwortung für seine Gesundheit zu übernehmen und die daraus resultierenden Konsequenzen zu akzeptieren, handelt verantwortungsbewusster und hat ein klares Bewusstsein für das Prinzip von Aktion und Reaktion.

In meinem Fall bedeutet das, dass ich alle Aspekte sorgfältig abwäge, oft einen Plan entwickle und eine Struktur in meinem Handeln habe.

Natürlich ist dies dann für die Außenwelt nicht immer klar erkenntlich. Aber nur weil ich mir für meine Entscheidungen keine Absolution im Außen (ab)hole, treffe ich sie ja nicht weniger überlegt als der Durchschnittspatient. Ich würde sogar behaupten, dass ich mir eher mehr Gedanken über mein Handeln mache als dieser. Immerhin trage ich die Konsequenzen im vollen Wissen über mein Zutun selbst.

Für mein Verständnis ändert sich ein Gesundheitszustand selten zum positiven, sollte man lediglich stabil sein.

Sollten sie jetzt glauben, ich sei ein Einzelfall oder einfach jemand, der Glück gehabt hat, so kann ich Ihnen versichern, dass es viele Menschen mit ähnlichen Erfahrungen gibt. Leider erhalten wir von diesen Geschichten nicht oft Gehör. Es erfordert Mut, zu seinen Überzeugungen zu stehen und dem damit erzeugten Gegenwind standzuhalten.

Und ganz ehrlich, das muss man sich gesundheitlich erst einmal leisten können.

Was ich damit meine? Ich meine, wir sollten keine Kämpfe führen, wenn wir das größte Gefecht in uns noch nicht gewonnen haben. Wir benötigen unsere Energie für all die kleinen und größeren Baustellen, die wir noch zu erledigen haben und nicht dafür gegen Windmühlen zu kämpfen. Wenn wir gesund sind, können wir noch früh genug zu unseren Überzeugungen stehen und diese in die Welt hinaustragen.

KAPITEL III.
IN DER ANGST

Ich würde dieses Kapitel gerne mit folgender Eingangsfrage starten:
An welcher Stelle entsteht die Angst für einen Krebspatienten?
Wenn wir Symptome aufweisen, wenn wir die Diagnose erhalten oder erst bei Verschlechterung unseres Allgemeinzustandes?

„Jedes Symptom ist ein Schrei nach Veränderung."

- Dr. Ph. Herold -

Jeder Mensch ist anders und es ist bestimmt auch eine Frage des Typs.
Für mich waren die üblichen Vorsorgetermine nie angsteinflößend. Wie ich bereits erwähnte, war ich der Meinung, ich gehöre zu den „Glücklichen", denen so etwas nicht widerfährt.

Die Angst überkam mich erst, als mein Körper mir deutlich machte, dass etwas gewaltig nicht stimmte.

Ich muss es an dieser Stelle einmal ganz offen sagen: Ich wusste, dass dies kein Zustand war, der sich mit ein wenig Ruhe und einer Tasse Tee beheben ließ.

Mit jedem Monat wurden meine Symptome bedrohlicher und mein Allgemeinzustand verschlechterte sich erheblich. „Verheerend" beschreibt es wahrscheinlich am besten.

Ich existierte nur noch, konnte aufgrund von starken Schmerzen und anderen erheblichen Beschwerden nicht aktiv am Leben teilnehmen. Meine Blutungen waren manchmal so heftig, dass mir kein verfügbares Hilfsmittel einen einfachen Ausflug in den Supermarkt ermöglichte.

Ich erzählte ja schon, dass ich nach mehreren Arztwechseln bei einer engagierten Ärztin landete.

Glücklicherweise erkannte sie den Ernst der Lage und wies mich sofort als Notfall in ein Krankenhaus ein.

Dort wurde ich gründlich gynäkologisch untersucht. Die Worte der mich untersuchenden Ärztin hallen noch heute in meinem Kopf: „Ihre Scheidenwände sehen sehr seltsam aus. Versprechen Sie mir, dass Sie zukünftig immer regelmäßig zur Krebsvorsorge gehen!"

Und dann geschah es – mein persönlicher Moment, der meine Welt auf den Kopf stellte. Es bedurfte keiner offiziellen Diagnose, um die Kluft zwischen vorher und nachher deutlich fühlen zu können.

Es war der Ausdruck im Gesicht der Ärztin, die Augenbrauen leicht zusammengezogen, der Mund ein dünner Strich, der mir auf so gnadenlose Weise offenbarte, dass das, was sie da entdeckt hatte, alles andere als Hoffnung auf Frieden versprach.

In diesem Moment begriff ich – etwas Dunkles war im Anmarsch. Zwischen uns lag ein stiller Schrecken. Ich wusste instinktiv, dass alles, was ich für sicher gehalten hatte, nun nicht mehr gewiss war.

Die Größe meiner Gebärmutter ließ eine endoskopische Entfernung nicht mehr zu. Stattdessen sollte der Eingriff über einen großen Bauchschnitt erfolgen. Das Wort „großer Bauchschnitt" hinterließ einen merklichen Eindruck bei mir. Ich hatte zuvor nie eine Operation durchlebt und nun sollte mir gleich der gesamte Bauchraum eröffnet werden. Ich wollte das alles nicht, aber hatte ich eine Wahl?

Die Ärztin ging, um den Aufklärungsbogen für die geplante Operation zu holen und ließ mich allein im Untersuchungsraum zurück. In diesem Moment konnte ich nicht anders, als mich endlich gehen zu lassen. Ich kann nicht mit Sicherheit sagen, wie lange sie weg war. Vielleicht waren es zwanzig Minuten, vielleicht aber auch nur fünf. Ich stand auf, zog mich in die Umkleidekabine zurück und weinte laut und hemmungslos, wie ich es in meinem Leben noch nie getan hatte.

Es war mir egal, ob mich jemand hören konnte oder ob jemand mich mit dieser schmerzverzerrten Miene sah, für die ich mich vor einer Stunde noch geschämt hätte.

Mein Kinderwunsch war erfüllt – ich hatte zwei wunderbare und gesunde Kinder. Was diesen Punkt anging, so brauchte ich meine Gebärmutter nicht mehr. Dennoch hatte ich eine panische Angst vor den Konsequenzen dieses Eingriffes.

Mein Instinkt sagte mir, dass ich sterben könnte oder zumindest, dass mir eine ernste Bedrohung bevorstand.

Es mag absurd klingen, aber der Tod hatte mich bereits seit Monaten begleitet. Er war mir bekannt, sprach mit mir, und ich hörte ihn, doch ich wollte nicht zuhören. Während ich ihn wahrnahm, wollte ich nicht wirklich hinsehen.

Stattdessen ließ ich mir die Sprache des Todes von schlechten Dolmetschern übersetzen und räumte männlichen Gynäkologen mehr Kenntnisse über die Anatomie meines eigenen Körpers ein als mir selbst.

Wie oft im Leben sehnen wir uns nach den Worten, die uns Trost spenden oder nach der Bestätigung unseres Verhaltens, damit wir in unserer Komfortzone verweilen können. Wenn uns etwas belastet und wir uns darüber austauschen möchten, neigt unser Verstand dazu, sorgfältig auszuwählen, mit wem wir sprechen. Oft nehmen wir nur die Meinungen an, die uns in unserem

Wunsch nach Bestätigung bestärken und vermeiden es uns mit Informationen auseinanderzusetzen, die uns verunsichern oder kritisieren könnten.

Dies ist die bittere Realität und der Grund für meinen Zusammenbruch. Ich war machtlos und ohnmächtig, so dachte ich damals. Mein Schicksal schien besiegelt zu sein und ich hatte das Gefühl, keinerlei Mitspracherecht mehr über den Verlauf meiner Situation zu haben.

Ab diesem Moment ließ ich mich vollständig von anderen bestimmen. Ich hörte brav zu, während ich mich zum Anästhesiegespräch anmeldete. Dort nahm ich nur noch besorgniserregende Begriffe wie: „in seltenen Fällen", „Beatmung", „starke Blutungen", „Tubus" usw. wahr.
Die nächsten 16 Stunden bis zur Operation war ich von Panik erfüllt. Ich stellte mir vor, entweder niemals wieder aufzuwachen oder mit offenem Bauchraum das Bewusstsein zurückzugewinnen.

Für viele von uns manifestiert sich die Angst erst mit der eigentlichen Diagnosestellung. Zuvor heißt es bangend, hoffend und zitternd auf die Ergebnisse der Pathologie zu warten.
Aus meiner Sicht ist der Zeitpunkt des Einsetzens der Angst stark vom allgemeinen Gesundheitszustand jedes Einzelnen abhängig. Ich kenne viele Brustkrebs-patientinnen, die sich bis zur Diagnosestellung

kerngesund fühlten. Daher erscheint es nur logisch, zunächst „cool" zu bleiben.

Wie bereits erwähnt sind wir konditioniert zu glauben, dass man Krebs spüren kann – letztlich geschieht dies aber erst ab einem gewissen Stadium der Erkrankung. Oftmals erst, wenn mehr als ein Organ betroffen ist. Der Körper kann dann nicht mehr alles kompensieren.

Jedes Mal, wenn ich eine Etappe überwunden hatte, wartete bereits die nächste Angstperiode auf mich.

Die größte Angst, die mich quälte, war die vor dem „Wie". Wie würde ich sterben? Würde es schmerzhaft sein? Würde es lange dauern? Würde ich allein sein? Diese Möglichkeit schien besonders wahrscheinlich, da während der Corona-Pandemie Besuch in Kliniken nicht gewährleistet war. Ich war gezwungen, vieles mit mir selbst auszumachen.

Durch den ausbleibenden Besuch knüpfte ich allerdings eine engere Verbindung zu meinen Zimmergenossinnen. Meist lag man nur zu zweit auf dem Zimmer und hatte Zeit, sich auszutauschen und zu unterstützen. Wir weinten zusammen, wir lachten zusammen und teilten so manche Erinnerung. Einmal lag eine Ärztin mit mir auf dem Zimmer, die leider zu weit entfernt wohnt, als dass wir uns persönlich häufiger treffen könnten. Wir haben heute noch regelmäßig telefonischen Kontakt und tauschen uns aus. Diese Frau war ein Segen. Sie hatte unfassbar lange Haare bis zu den Kniekehlen, und versicherte mir unter Tränen, dass ich ebenfalls irgendwann wieder so lange Haare haben werde. Hierbei geht es nicht darum, ob dieser Zustand eintrifft oder möglich ist. Es geht darum, jemanden an seiner Seite gehabt zu haben, der einen unterstützt und an einen glaubt.

Die Diagnose brachte mir schlaflose Nächte und eine Welle von Ängsten, die sich aus allem entwickelten, was folgte. Ich erlebte mich selbst als den größten Angsthasen, der mir je begegnet war. Jede Art von Medikamenten, die mir halfen, mich in die Benommenheit zu verabschieden und zu schlafen, nahm ich dankend an. Das war meine Flucht, mein tägliches Highlight, wenn sie so wollen. Die Opiate halfen mir, den Schmerz zu vergessen und versetzten mich in einen friedlichen Schlaf, den ich mir für lange Zeit erhoffte.

Während der Chemotherapie erlebte ich in jedem Zyklus erneut die gleichen Ängste: Angst vor unerträglichen Nebenwirkungen, Angst, beim nächsten Zyklus zu versterben, Angst vor erneuten Schmerzen, Angst vor dem fünftägigen Klinikaufenthalt, Angst vor der Portnadel und dem Alleinsein.

Nicht nur um mich selbst machte ich mir Sorgen, sondern auch um meine Familie. Wie würde das Leben für meine Kinder aussehen? Welche Stiefmutter würden sie bekommen?

Auf der einen Seite wünschte ich meinem Mann eine neue Partnerin, andererseits quälte mich der Gedanke, ersetzt zu werden. Was würde mit meinen Dingen geschehen? Würden sie meine Habseligkeiten auf den Müll werfen, behalten oder weiterhin benutzen? Würden sie irgendwann meine Fotos abhängen? Würden meine Kinder mich gar irgendwann vergessen, sich nicht an meine Stimme erinnern oder an meinen Geruch.

In den 3,5 Monaten der Chemotherapie habe ich mehr geweint als in meinem gesamten Leben zuvor. Ich ärgerte mich über mich selbst am meisten. All das, was ich nun nicht mehr verpassen wollte, hatte ich vorher wie selbstverständlich hingenommen und nichts davon wirklich genossen. Es war ein wenig so, als hätte ich im Leben nichts erlebt. So, als habe ich nicht das gelebt, was ich wirklich erleben wollte. All die Dinge, die bis dahin geschehen waren, waren mehr Umstände, die ich so hingenommen habe, weil sie mir auferlegt wurden oder besser gesagt, weil ich sie mir habe auferlegen lassen. Nichts hatte ich selbst entschieden. Jede meiner Entscheidungen habe ich davon abhängig gemacht, wie mein Umfeld wohl darauf reagieren mag. Als Kind sollten meine Eltern mit mir zufrieden sein, in meiner Jugend die Clique und als junge Frau mein Partner.
Anstatt mich auch nur einmal hinzusetzen und wirklich zu überlegen, was ich in meinem Leben erleben wollte, wer ich sein wollte und welches Leben ich wirklich lieben würde, habe ich einfach so vor mich hingelebt. Irgendwann kommt schon was Besseres, was Leichteres.

Ich habe tatsächlich geglaubt, dass ich mit dem Verlauf meines eigenen Lebens nicht wirklich etwas zu tun habe.

Jedenfalls war ich unter dieser enormen Belastung nicht in der Lage, an meinen Ängsten zu arbeiten oder einen geeigneten Umgang zu finden, der die Sache erträglicher machte.

Im Laufe der Jahre zeigte sich mir wiederholt, wie entscheidend der richtige Zeitpunkt ist, um sich mit bestimmten Themen auseinanderzusetzen.
Es hängt stark von der persönlichen Situation und den Lebensumständen, in denen wir uns gerade befinden, ab.
Auch sollten eventuelle psychische Herausforderungen Anlass geben, die Prioritäten neu zu justieren.
Was nützt es mir, an meinen Ängsten zu arbeiten, wenn ich mich noch mitten in der Diagnostik befinde? Es wäre einfach nur ernüchternd, immer und immer wieder von vorne anfangen zu müssen, weil ständig neue Ergebnisse oder Untersuchungen anstehen.
Es erschien mir wenig sinnvoll und lenkte die begrenzte Energie, die ich in dieser Situation zur Verfügung hatte, ins Leere.

Nichts half mir. Selbst beim Meditieren kreisten die Gedanken so laut in meinem Kopf, dass ich fürchtete, der Zimmernachbar könnte sie hören.
Die Hilfsangebote von Psychoonkologen empfand ich als weit entfernt von meiner Realität. Ich fühlte mich oftmals eher verarscht.

Einige Dinge im Leben sind einfach schwierig, das sollte man auch aussprechen dürfen. Ich hätte mir gewünscht, diese Ehrlichkeit auch im Außen mehr zu hören. Es wäre schön gewesen, zu spüren, dass ich in meiner Angst und Frustration ernst genommen wurde. Oft fühlte ich mich in meiner Sorge herabgewürdigt. Die Worte, die man für mich fand, hinterließen einen Beigeschmack von: „Deine Diagnose ist schließlich schon mehrere Wochen alt, und du weinst immer noch."

Selbst Atemübungen scheiterten bereits beim Versuch. Mein Atem folgte meinen Gedanken und nicht umgekehrt.

Als ich meine Therapie schließlich abbrach, war ich enttäuscht. Desillusioniert von mir selbst und meiner Naivität, enttäuscht von der Medizin und von vielen Freunden, die mich inzwischen verlassen hatten. Manche von ihnen warfen mir vor, undankbar zu sein, immerhin hatte mir die Therapie etwas Zeit verschafft. Andere beklagten sich, dass ich nun keine Zeit mehr für sie fand. Letzten Endes ist es gut, dass sie mich verließen und nicht mehr an meinem Leben teilhatten.

Diese Enttäuschungen waren notwendig, um an den Punkt zu kommen, an dem ich meinen Biss entwickelte, meine Kraft zurückfand und wieder die Kontrolle über mein Leben erlangte.
Zugegeben, dieser Prozess dauerte eine Weile, aber letztlich begann er an folgender Stelle:

K APITEL IV.
DER ÜBERGANG

Schon bei meinem Krankenhausaufenthalt zum vorletzten Zyklus fragten mich die Mitarbeiter des Sozialdienstes vor Ort, ob ich an einer Anschlussheilbehandlung (AHB) teilnehmen möchte.

Ich war mir nicht sicher, ob ich mich schon danach fühlte, mich der permanenten Präsenz anderer Krebserkrankten auszusetzen. Ich konnte nicht einschätzen, ob mich der Aufenthalt nicht eher belasten würde.

Wir entschieden gemeinsam, dass erst mal alles für eine Teilnahme in die Wege geleitet wird und ich es mir bis zu meinem nächsten Klinikbesuch überlegen konnte.

Nachdem ich mich von den Nebenwirkungen der Chemotherapie zu Hause überwiegend erholt hatte, merkte ich, dass ich in meinem gewohnten Umfeld schnell in alte Strukturen und Rollen verfiel. Ich konnte ohne genügend Abstand zu meinem Alltag nicht zu mir selbst finden.

Ich entschied mich somit, an der Anschlussheilbehandlung teilzunehmen. Das hört sich jetzt härter an, als es gemeint ist, aber es ist doch so in einer Familie: Jeder hat seine Rollen und Aufgaben.

Ob diese nun gut oder schlecht sind, ob wir über- oder unterfordert sind, sei erst mal dahingestellt.

Ich habe für mich festgestellt, dass ich sofort, wenn auch nur gedanklich, wieder in diese alten Muster zurückfiel. Mir fehlte im Alltag die Zeit, zu überlegen, welche Rollen ich beibehalten wollte und welche nicht.

Zudem war ich ein Mensch, der sich für alles verantwortlich machte und zwanghaft zusah, dass bloß alle zufrieden waren. Ich konnte es kaum ertragen, wenn das bei jemandem mal nicht so war.

So jonglierte ich den gesamten Tag um alles und jeden herum, um bloß nicht in Ungnade zu fallen. Diesen Zustand musste ich unbedingt ändern. Und genau das ist die Krux. Es erschien mir einfacher, erst gar nicht mehr in diese Rollen zu schlüpfen anstatt zu versuchen, sich aus diesen zu befreien. Denn eins war klar. Diese Verhaltensmuster taten mir nicht gut, davon war ich überzeugt.

Die Damen des Sozialdienstes aus der Klinik hatten bereits alles Notwendige organisiert. Ich musste also nur noch anreisen.

Es war für mich von unvermeidlichem Nutzen, mich vollständig von meinem bisherigen Leben zu distanzieren. Ich hatte mich irgendwo in den letzten Jahren verloren. Ich wollte mich endlich wiederfinden. Ich wollte wieder zu einer eigenständigen Persönlichkeit werden. Ich wollte meinen Wert um meinetwillen wiedererkennen können und dies wollte ich alleine schaffen.

Die Vorstellung, meine verbleibende Zeit nicht sinnvoll zu nutzen, bereitete mir große Sorge. Ich wollte endlich wieder lachen und Freude empfinden können.

Allerdings war ich mir nicht ganz sicher, wie mein neues Leben aussehen sollte. Das war das größte Problem. Ich wusste nicht, was ich noch wollte und was nicht mehr. Ich musste versuchen herauszufinden, wer ich eigentlich bin. Meine Aufgabe bestand also darin, mich selbst neu zu entdecken, meine Leidenschaften zu identifizieren und zu lernen, was ich meiden wollte und sollte.

Körperlich befand ich mich weiterhin in einem angeschlagenen Zustand. Ich bewegte mich oft in einer krummen Haltung. Meine Blutwerte hatten sich bei Anreise gerade so erholt.

Ich hatte Angst, dass ich, wenn ich versuchte, mich aufzurichten, mein gesamter Rumpf zerreißen würde. Daher hielt ich es für sinnvoll, mich unter ärztlicher Aufsicht langsam und behutsam wieder zu belasten.

Sie sehen also, dass jede Weiterentwicklung ein Prozess ist. Was das angeht, würde ich niemals wieder jemanden anderen fragen, ob ich mich aufrichten darf. Ich würde meinem Körper die Zeit geben, die er braucht, um das Trauma einer so großen Operationswunde zu verarbeiten. Ich würde mit meinem Körper zusammenarbeiten, in mich hineinhorchen und würde viel selbstbestimmter und wahrscheinlich auch schneller wieder zu körperlicher Fitness gelangen.

Damals war ich jedoch nicht so weit und habe mich wesentlich besser gefühlt, wenn mir jemand eine Freigabe für gewisse Übungen gab.

DIE MACHT DER WORTE

Die Ergebnisse der letzten Computertomografie nach meinem Therapieabbruch standen nach wie vor noch aus. Das war leider so üblich. Die Nachbesprechung der Ergebnisse erfolgte meistens erst drei Wochen später. Ein Zustand, den ich lernte auszuhalten. Man hatte mir versprochen, mich telefonisch zu unterrichten, denn ich befand mich bereits in der Rehaklinik. Ich wollte nicht noch länger als ohnehin schon warten müssen.
Es sollte nicht lange dauern und mein Telefon klingelte bereits in den ersten Tagen meines Aufenthaltes.

Natürlich war ich nervös, aber bei all der Aufregung schlich sich auch bereits ein beruhigender Gedanke ein: Was könnte schließlich noch schlimmer werden, als es ohnehin schon war? Genau nichts! Dennoch überkam mich Erleichterung, als der Arzt mir berichtete, dass „nichts Bösartiges mehr zu sehen sei".

Naiv, wie ich war, freute ich mich wie ein kleines Kind an einem Feiertag. Meine erste Reaktion auf diese positive Nachricht war, sofort meinen Mann und andere Familienangehörige zu informieren. Sie können sich vorstellen, wie erleichternd diese Mitteilung für alle war und welche Freude wir miteinander teilten.

Ich fühlte mich, als wäre das Leben wieder meins. Als könnte ich alles erreichen. Als hätte ich in der Lotterie gewonnen – und zwar Zeit. Zeit für all die schönen Dinge, die ich noch erleben wollte. Eine überwältigende Energie durchströmte mich. Ich spürte weniger Schmerzen und traute mich, aufrecht zu gehen. Kurz gesagt, all die Angst, die mich in den letzten Monaten begleitet hatte, fiel wie ein schwerer Mantel von mir ab. Einfach so mit nur einem Anruf. Mir fiel zum ersten Mal auf, wie Sorgen und Ängste sich mir ganz deutlich auf körperlicher Ebene zeigten.

Doch welche Macht Worten zuteilwird, sollte ich nur wenige Minuten später am eigenen Leib schmerzhaft erfahren.

Meine Gynäkologin war seit meiner Diagnose so etwas wie meine Vertraute, so eine Art Hausärztin, die mich während der Chemotherapie begleitete. Sie erhielt alle Protokolle, Entlassungsbriefe und CT-Berichte direkt von der Klinik, auch den, der die entscheidende Wendung in meiner Geschichte bringen sollte.

Mein Telefon klingelte, gefühlt nur zehn Minuten später, erneut. Euphorisch begrüßte ich meine zuvor erwähnte Ärztin mit einem fröhlichen Tonfall. Sie fragte mich, warum ich so übermütig sei, schließlich sei doch alles beim Alten. Wir müssten uns dringend Gedanken machen, besonders wegen der Metastasen, von denen ja keine einzige verschwunden sei.

In diesem Moment verstand ich die Welt nicht mehr. Hatte man mir nicht kurz zuvor mitgeteilt, dass nichts

Bösartiges mehr zu sehen sei? Meine Gynäkologin sah das ganz anders. Nachdem wir das Gespräch beendet hatten, brach ich in Tränen aus. Weinend rief ich meinen Mann an, der die gesamte Situation ebenfalls nicht mehr nachvollziehen konnte.

Eben noch auf Wolke sieben schoss ich fast sofort in einen Zustand der Hysterie und war entsetzt über die Person (nämlich mich), die sich so leicht von den Worten anderer beeinflussen ließ.

Genau hier, im Garten der Rehaklinik, fand der Wendepunkt meines gesamten Denkens statt.
Vor den beiden Anrufen war ich eine Person: Ich hatte einen Körper und eine Erkrankung. Ich genoss ein Wohlbefinden, das angesichts meiner Situation durchaus zufriedenstellend war.
Blieb ich schlussendlich nach den beiden Anrufen nicht genau dieselbe Person wie zuvor? Es war immer noch derselbe Körper mit demselben Krankheitsbild?
Die Gespräche selbst hatten meine Zellen nicht verändert, sie ließen keine Nähte reißen oder neues Krebsgewebe entstehen. Sie beeinflussten den Verlauf meiner Krankheit nicht – weder in die eine noch die andere Richtung.

Das Einzige, was die beiden Anrufe bewirkten, war meine Bewertung der Situation, die im Grunde unverändert geblieben war.

Mein Denken über die Worte, die gefallen waren, war entweder von positiven Erwartungen an meine Zukunft oder von negativen Vorstellungen gefüllt. Dieses Gedankenkonstrukt, das in Sekundenschnelle entstanden war, entschied über mein Wohlbefinden.

„Ob du denkst, du schaffst es, oder ob du denkst, du schaffst es nicht - du hast in jedem Fall recht!"

- Henry Ford -

Es interessiert sie vielleicht, dass beide der Ärzte dasselbe meinten. Nur ihre Perspektive auf die Sachlage war eine andere. Sie arbeiteten in unterschiedlichen Strukturen und sammelten unterschiedliche Erfahrungen mit Patienten wie mir. Also bewerteten sie die Ergebnisse anders. Sie bildeten sich auf dieser Grundlage unterschiedliche Meinungen über meinen Zustand und gaben diese an mich weiter.

Worte hatten also einen signifikanten Einfluss auf meine Körperhaltung, mein Schmerzempfinden, meine

Stimmung und meine geistige Verfassung. Es war entscheidend, dass ICH die Kontrolle darüber behielt, ob ich Angst empfinde oder mich unwohl fühle.

Ich habe inzwischen zahlreiche Fälle kennengelernt, in denen Menschen nach einer Diagnose Symptome entwickelt haben, obwohl sie zuvor vollkommen beschwerdefrei waren.

Also traf ich eine Entscheidung.

UMDENKEN - UMLENKEN

Ich entschied mich, ein Leben zu führen, das FÜR mich ist und alles daran zu setzen, meinen Körper, meinen Geist und meine Seele zu unterstützen, um den Status quo aufrechtzuerhalten.

In diesem Moment durchfuhr mich ein tiefes Gefühl der Erleichterung. Als ob mein Innerstes endlich begreifen würde, dass meine Gedanken und mein Handeln meine Realität bestimmen.
Es ist schwer in Worte zu fassen, aber es fühlte sich einfach gigantisch an. Ich war nicht länger machtlos.

Fortan erlebte ich meine Anschlussheilbehandlung anders als noch in den Tagen zuvor.
Ich übernahm aktiv die Kontrolle über meinen Therapieplan, äußerte meine Wünsche und ließ mich auf die Angebote vor Ort ein.

In dieser Rehaeinrichtung gab es die verschiedensten Therapiemaßnahmen. Ich nahm an einer Kunsttherapie teil und hatte eine ganz besondere Erfahrung beim Qi-Gong. [10]
Bei dieser Therapieform führt man bestimmte fließende Bewegungen aus, um seine Energie zu bündeln. Ich habe

---

[10] Qigong steht für: chinesische Meditations-, Konzentrations- und Bewegungsform

hier die Erfahrung machen dürfen, dass wir sehr wohl (auch) aus Energie bestehen, diese sammeln können und wenn wir uns ganz stark konzentrieren, sie zwischen unseren Händen spüren können.

„Wen braucht man zur Behandlung oder Begleitung einer Frau mit einem Sarkom? Es gibt keine Disziplin und da bin ich wahrscheinlich der erste, der das jetzt sagt, es gibt keine Disziplinen in der Medizin. Es gibt keine Berufsgruppe der Medizin, die alleine eine Frau mit einem Sarkom oder einer anderen Erkrankung diagnostizieren, therapieren oder Nachsorgen kann und gehe davon aus, dass es wahrscheinlich im Laufe einer Krankheitsgeschichte mindestens hundert verschiedene Menschen sein werden, aus der medizinischen Profession und ohne jetzt aufzuzählen, dass natürlich die Pflege, die Onkologie, die gynäkologische Onkologie, Chirurgie, Pathologie dazugehören, geht es viel mehr als um die Berufsgruppen um Menschen, die sich mit dieser Erkrankung auskennen und die sich mit der Frau auskennen und zwar mit den Perspektiven denn Gesundheit ist nicht nur definiert über Krankheit. Gesundheit ist definiert über körperliches, soziales und seelisches Wohlbefinden und deswegen ist die Antwort relativ klar. Wir brauchen sehr, sehr viele Experten.

- Prof. Dr. med. Dr. h.c. Jalid Sehouli -

Diese Erfahrung half mir zu erkennen, dass wir mehr sind als bloße Körper, die aus Fleisch und Knochen bestehen. In uns fließt Energie, wir sind Energie, die wir konzentrieren und für uns nutzen können.

Ich stellte fest, dass ich das Malen nicht mochte, mich jedoch Ausmalen, entspannte. In kaum einer Zeit lernte ich mehr über mich selbst als während dieses Aufenthaltes.

Eine wichtige Lektion lernte ich in der Begegnung mit anderen Betroffenen. Wann immer ich Zeit zwischen meinen Therapien hatte, beobachtete ich die Menschen vor Ort.

Ich lernte dort eine Darmkrebspatientin kennen, die während ihres Aufenthaltes einen ähnlichen Anruf wie ich erhielt. Diese Frau, die aufgrund ihrer vielen Behandlungen und Operationen stark entstellt war, erinnerte mich an die Opfer aus den vielen Thrillern, die ich in meiner Jugend gelesen hatte. Zerschnitten und verstümmelt.

Man sah hier Patienten, denen Körperteile fehlten und Hilfsmittel angenäht waren.

Manche gaben sich untereinander perfide Spitznamen wie Chucky, die Mörderpuppe oder Ähnliches.

Es ist wohl in Ordnung, sich untereinander schändliche Spitznamen zu geben, während es Außenstehenden untersagt ist.

Nach dem Anruf, den sie erhielt, geriet sie regelrecht in Panik. Sie rief ihren Mann an und bat ihn, alle Vorbereitungen zu treffen, um in wenigen Stunden in der Klinik vorstellig zu werden. Bei ihr wurde eine „Auffälligkeit" in der Bildgebung erkannt. Man vermutete, dass es sich dabei um ein Rezidiv handeln könnte.

Re·zi·div

/Rezidív/

Substantiv, Neutrum [das]**MEDIZIN**

Rückfall

Sie packte in Windeseile ihre Sachen zusammen und kaum zwei Stunden nach dem Anruf war sie verschwunden. Eigentlich hätte sie die Informationen aus dem Telefongespräch erst mal sacken lassen müssen, um darüber nachzudenken, was in ihrer Situation mit ihrem Allgemeinzustand zusammenpasst. Sie hätte sich zuerst sammeln müssen, um überhaupt beurteilen zu können, was das Sinnvollste für sie ist. Etwas Zeit, sich zu überlegen, was sie in ihrem Leben möchte, hätte ihr sicher gutgetan. Aber wer bin ich, um über ein fremdes Leben zu urteilen? Es war einfach nur der Eindruck, den ich gewonnen hatte.

Es war eindrucksvoll und beunruhigend zugleich als Außenstehende zu beobachten, wie jemand impulsiv Entscheidungen traf, die aus meiner Sicht wenig Sinn ergaben.
Alle bisherigen Entscheidungen hatten sie an diesen Punkt gebracht, an dem die Worte „Wir haben eine Auffälligkeit entdeckt" über ihr weiteres Leben entschieden. In diesem Moment stellte ich mir die Frage, ob es für sie besser gewesen wäre, einfach loszulassen. Natürlich äußerte ich diesen Gedanken nicht. Ich hatte keine Idee, wie es für sie weitergehen könnte und ob sie heute noch lebt. Beeindruckend war ebenfalls, dass ich vor wenigen Tagen noch ebenso handelte.

Sie war nicht die einzige Patientin, die sich aus Angst gegen sich selbst entschied. Ich lernte eine Frau kennen, die von ihrem Chef übelst gemobbt wurde. Sie erzählte mir, dass sie seit Jahren mit Bauchschmerzen zur Arbeit fuhr. Inzwischen war sie durch die Arbeitssituation schwer traumatisiert.

Jetzt meint man ja, dass eine so üble Diagnose wie eine Krebserkrankung die Menschen veranlasst, sich aus solchen Situationen (leichter) lösen zu können. Weit gefehlt! Heute weiß ich, dass dies nur die wenigsten umsetzen. So auch diese Dame. Sie erzählte, dass sie unbedingt so schnell wie möglich wieder arbeiten müsse. Ihr Mann machte ihr Druck aufgrund der finanziellen Belastung. Laut ihrer Aussage hätte er sich die Doppelbelastung zwar ohne Probleme leisten können, sehe es aber nicht ein.

Für mich wäre dies ein Beweggrund, diese Ehe zu hinterfragen und auf Herz und Nieren zu prüfen. Aber auch das sprach ich nicht laut aus.

An dieser Stelle sei erwähnt, dass diese Frau eine Krebsart hatte, die eine äußerst schlechte Prognose mit sich brachte und nur schwer zu behandeln war. Für mich ein Anlass mehr, auf gar keinen Fall wieder in einen Beruf oder zu einem Arbeitgeber zurückzukehren, bei dem ich täglich Bauchschmerzen erleiden musste.

All diese Erfahrungen mit anderen Patientinnen gaben mir den Anstoß, mein eigenes Leben zu überdenken und die Dinge wieder in die richtigen Bahnen zu lenken. Denn auch ich hatte so einige Baustellen, welche sich über die Jahre eingeschlichen hatten. Meist aus einem mangelnden Selbstwertgefühl heraus.

Aber zuerst musste ich für mich klären, wie ich mit dem Dilemma der Nachsorge umgehen wollte. Was käme nach der nächsten Computertomographie oder nach der übernächsten? So jedenfalls wollte ich nicht weitermachen. Ich wollte nicht wieder zu der Darmkrebspatientin werden, von der ich zuvor erzählt habe.

Ich war mir nicht einmal sicher, warum ich überhaupt zur Nachsorge ging. Bei jedem Termin hatte ich Angst vor den möglichen Schäden durch das Kontrastmittel oder davor, dass erkennbar wird, wie die Erkrankung fortschritt.

In erster Linie nutzte ich die Nachsorge als eine Art Rückversicherung. Wenn die Besprechung nach dem CT positiv verlief und die Ärzte mit mir zufrieden waren, war ich es auch. So konnte ich die darauffolgenden Wochen in Frieden verbringen und einen Hauch Vertrauen in meinen Körper haben. Ich war mir also für einen gewissen Zeitraum sicher, dass ich am nächsten Morgen schmerzlos und vor allem atmend aufwachen würde.

Jedes Mal aufs Neue wurde mit der Zeit aus Gewissheit nur noch Glaube und aus Glaube schließlich Hoffnung.

Bis kurz vor dem nächsten Nachsorgetermin nur noch Bangen übrig blieb.

Vielleicht kennen sie dieses Gefühl auch, je nachdem in welcher Phase Ihrer Erkrankung sie sich gerade befinden. Es wird zu einer Sucht. Ich wurde süchtig nach dieser

Rückversicherung. Ich suchte unbewusst im Alltag nach Situationen, die einen Urintest, eine Blutabnahme oder Ähnliches ermöglichten, um mir die nötige Sicherheit zugänglich zu machen.

MEIN NEUES LEBEN

Bereits gegen Ende meiner Therapie begann ich entgegen den Empfehlungen der Ernährungsberater, die für das Krankenhaus arbeiteten, meine Ernährung umzustellen. Man war dort der Meinung, ich müsse bei Kräften bleiben und dürfe auf keinen Fall an Gewicht verlieren. Dabei war ich ohnehin leicht übergewichtig und ich frage mich heute, was „bei Kräften bleiben" eigentlich bedeutet.

Ich wiege heute (mit 52 kg) weitaus weniger als zu der Zeit, als ich massive gesundheitliche Probleme bekam. Aber auch in der Zeit davor, in der ich wesentlich mehr wog. Mit über dreißig Kilo mehr war ich bei weitem nicht so leistungsfähig wie heute.

Anfangs hielt ich mich strikt an die Empfehlungen und versicherte, nicht zu den „Verrückten" zu gehören, die eine spezielle Krebs-Diät beginnen oder auf Süßigkeiten verzichten würde. Nun kennen sie als Leser mich - wie ich heute bin - nicht persönlich. Ich denke, sie würden zumindest schmunzeln. Meine Tochter hat es neulich treffend formuliert: „Mama, du bist verhaltensgestört, wenn es um unser Essen geht." Zunächst fand ich diese Aussage etwas hart, doch letztlich hat sie den Nagel auf den Kopf getroffen. Und wissen sie was?! Ich störe mich und meine Familie gerne, wenn es ihre Gesundheit fördert.

Im August 2020 begann ich mein ganzes Dasein zu verändern. Hiermit meine ich wirklich jeden Aspekt meines Lebens. Ich setzte mich intensiv mit allen Themen auseinander und hinterfragte, ob das, was ich tat, gut für mich war, meiner Gesundheit diente und ob ich es weiterhin beibehalten wollte.

Dazu zählten Freunde, mein Arbeitsplatz, meine Alltagsgestaltung und insbesondere mein eigenes Verhalten.

Es war nötig mich nicht länger vor mir selbst zu verstecken. Davonzulaufen und Ablenkung im Außen zu suchen hatte bisher wunderbar funktioniert. Doch hatte es nicht zu Frieden geführt.

Während ich früher am liebsten alles über jeden wissen wollte - über Freunde, Nachbarn oder die Bäckereifachverkäuferin aus unserem Ort, war es nun an der Zeit, mich nur mit mir auseinanderzusetzen.

Ich hatte mich allzu gerne in den Dramen anderer Menschen verloren. Dies war wesentlich angenehmer, als die Stille mit mir selber aushalten zu müssen.

Sich selbst auszuhalten kann oft Schmerz bedeuten. Schmerz, den ich lange Zeit nicht bereit war, zu durchleben.

Dies konsequent über einen längeren Zeitraum aufrechtzuerhalten und nach diesen Werten zu leben, erfordert immense Kraft und gelingt mir natürlich nicht immer. Schließlich bin ich ein Mensch mit Bedürfnissen,

Gefühlen und manchmal auch einfach faul. Doch ich bemühe mich – jeden Tag.

Mein Streben nach Veränderung beeinflusst nicht nur meinen Alltag, sondern auch den meiner Familie und manchmal sogar den meiner Freunde. Oft lege ich den Finger tief, manchmal zu tief in Wunden – auch in meine eigenen. Ich glaube nicht, dass es für mein Umfeld besonders einfach ist, Zeit mit mir zu verbringen. Ich habe großes Glück, dass ich trotzdem als sympathisch, tolerant und gütig wahrgenommen werde. Ich zeige nicht mit dem Finger auf andere und versuche nicht jemandem das Leben neu zu erklären.
Mittlerweile, 4,5 Jahre später, habe ich gelernt, nicht jedem meine Gedanken und Ideen überstülpen zu wollen.

Der Grundgedanke hinter all dem, wie ich handle, ist liebevoll und herzlich. Ich wünsche mir, dass es meinem Umfeld ebenso gut geht wie mir selbst. Genau deshalb hat meine Tochter recht. Es war gut, dass sie mir das so offen gesagt hat, denn es hilft mir loszulassen und Anderen, die noch nicht so weit sind, ihre eigenen Erfahrungen machen zu lassen. Jeder darf und soll das Tempo für seine Entwicklung selbst bestimmen dürfen. Schließlich habe ich genauso all die Zeit und diese Erfahrungen dringend gebraucht. Nur so bin ich zu dem Menschen geworden, der ich heute bin.

WAS ICH NICHT MEHR WILL

Nachdem ich meine Chemotherapie abgebrochen habe, war für mich klar, dass ich mich nicht erneut einer solchen Behandlung unterziehen werde.

Man soll ja niemals „nie" sagen und ich schließe nicht aus, dass ich in Zukunft in Situationen geraten könnte, in der ein einziger dosisreduzierter Zyklus eventuell von Nutzen sein könnte. Doch dies wäre meine allerletzte Wahl, die ich mit meinem heutigen Wissen treffen würde. Ich kann die Erfahrungen, die ich während meiner Therapie gesammelt habe, nicht vergessen. Unter keinen Umständen möchte ich diese Zeit wieder erleben müssen.

Es gibt heutzutage tatsächlich ein breites Spektrum an Therapieoptionen für die verschiedensten Krebsarten, die nicht so undifferenziert wirken wie beispielsweise eine Chemotherapie.

Diese Therapieform unterscheidet nicht zwischen gesunden und entarteten Zellen. Sie berücksichtigt nicht das individuelle Tempo, in dem der Körper diese Prozesse verträgt. Die unerwünschten Wirkungen dieser Therapie sind erheblich und ich trage noch heute Schäden davon, die mal stärker und mal schwächer spürbar sind. Abhängig von der Disziplin, mit der ich meinen Organismus schone.

KAPITEL V.
RAUS AUS DER ANGST

Wie bereits erwähnt, habe ich mein ganzes Leben umgestellt. Zudem begann ich in einer Klinik eine ambulante alternative Krebstherapie. Diese bestand aus Infusionen und einer Ernährungs- und Entgiftungstherapie.
Mir wurde eine Vielzahl von Möglichkeiten geboten, von denen ich vorher nichts wusste.

Mit jeder Sitzung und jeder durchgeführten Maßnahme verspürte ich eine zunehmende Verbesserung meines Wohlbefindens und Gesundheitszustandes, was mein Vertrauen und den Glauben an meinen Heilungsprozess stärkte.

Die körperliche Stärke, die ich durch diese Therapien gewann, hatte ich lange nicht mehr erlebt. Ich war leistungsfähiger als lange nicht und hatte das Gefühl, dass ich physisch so gut aufgestellt war wie noch nie. Das half mir natürlich auch alle anderen Themen motiviert anzugehen. Ich erlangte Selbstvertrauen in meine Entscheidung. Ich gewann ein neues Körpergefühl.

Schon lange hatte ich nicht mehr so viel für mich selbst getan. Ich spürte mich endlich wieder mit mir verbunden.
Zum ersten Mal konnte ich wieder die Augen schließen und mir vorstellen, wie ich im Alter meine Rente

verbringen würde. Die Entwicklung meiner Kinder sah ich bildlich vor mir.

Wenn du es dir vorstellen kannst,
kannst du es auch tun!

-Disney-

Auf einmal erschien mir meine vorangegangene Therapie als absolut absurd. Medikamente, die dich so krank machen, dass du danach gesund sein sollst?! Mein Bild von Gesundheit und Krankheit änderte sich in den folgenden Wochen enorm. Gesundheit war nicht länger, nur die Abwesenheit von Unwohlsein. Krankheit war nicht länger nur ein Zustand, bei dem wir Symptome aufweisen. Wirkliches Wohlbefinden war plötzlich etwas, das ich auf allen Ebenen erlangen musste, um meine Lebensqualität als auch meine vollkommene Genesung zu erreichen.

Ich kann mir heute nicht mehr vorstellen, einer Therapie zuzustimmen, welche nicht einem ganzheitlichen Ansatz folgt und alle Aspekte, die mich ausmachen, einbezieht.

Bald schon sollte ich meine eigene Courage unter Beweis stellen können, denn ich wurde erneut mit Angst vor dem Sterben konfrontiert.

L OSLASSEN VON...

Es muss so ein paar Wochen nach meiner Rückkehr aus der Rehaklinik gewesen sein. Ich kam gerade aus der Badewanne, da klingelte mein Telefon. Meine mich damals noch betreuende Gynäkologin, meldete sich erneut.
Warum ich heute nicht mehr bei ihr in Behandlung bin, werden sie zu einem späteren Zeitpunkt noch erfahren.

Sie machte sich ernsthafte Sorgen um meinen Gesundheitszustand. Sie war besorgt darüber, dass ich ohne weitere schulmedizinische Therapie zurückgelassen wurde und dass mir keine weiteren Behandlungsansätze angeboten wurden. Dass ich keine Behandlung mehr wünschte, konnte sie nicht nachvollziehen. So überging sie mein Begehren und versuchte, mich davon zu überzeugen, jemanden zu finden, dem noch etwas einfiel.

Sie berichtete von einem ehemaligen Studienkollegen, der mittlerweile als Onkologe tätig war und eine eigene Praxis besaß. Er gilt als führend auf seinem Gebiet – ich wusste nicht genau, was das bedeuten sollte - stellte jedoch auch keine Fragen.
Diese Art von Floskeln sind Worte, die wir ohne weiteres so hinnehmen. Sie haben sich in unserem Wortschatz etabliert und gelten als seriös.
Schon bald sollte ich die Gelegenheit bekommen, seine Expertise selbst zu erleben.

Meine Ärztin hatte bereits mit ihm über meine Situation gesprochen und er hatte einige vielversprechende Ansätze und Ideen für mich entwickelt, die über eine Chemotherapie hinausgingen. So jedenfalls ihre Worte damals.

Es hörte sich zunächst sehr lukrativ für mich an, da sie meine Entscheidung, keine klassische Therapie mehr in Anspruch nehmen zu wollen, akzeptiert hatte.

Warum ich letztendlich dem Termin zugestimmt habe, kann ich heute nicht mehr mit Sicherheit sagen.

Vielleicht wollte ich einfach, dass sie mich in Ruhe ließ, oder es war ihre freundliche Bitte und ihre wirklich besorgte Stimme, die mich dazu bewegten. Möglicherweise wollte ich mir auch später keine Vorwürfe machen müssen, es mir nicht zumindest einmal angehört zu haben.

Zu diesem Zeitpunkt hatte mein Mann bereits vollstes Vertrauen in meinen Heilungsprozess. Ich strahlte eine Energie aus, alles bewältigen zu können. Er wusste bereits, dass es nichts gab, was dieser Arzt mir hätte geben können. Zumindest nichts, was mir mehr helfen konnte als ich selbst.

Entgegen seiner Vorstellung über mich war ich in meinem Denken noch nicht so weit fortgeschritten.

Ich war überzeugt, es sei unangemessen, einem Arzt zu widersprechen. Ich hatte Angst, dadurch als uninformiert, unhöflich oder gar dumm wahrgenommen zu werden. Es war mir wichtig, wie meine Ärztin über mich dachte. Außerdem hatte ich das Gefühl, ihr etwas schuldig zu sein. Schließlich war sie es, die sich ernsthaft um meine Beschwerden gekümmert hatte – zwar eine Selbstverständlichkeit, aber so selten, dass ich dachte, ich müsste dankbar für ihre Fürsorge sein.

Ich muss zu der Verteidigung der Ärzte, die mich zuvor nicht ernst nahmen, sagen, dass ich äußerst resilient bin. Ich erwähnte ja bereits, dass es mir immer schon schwerfiel, wenn für andere zu viel von mir und meinem Empfinden erkennbar war. Leider galt das auch für Beschwerden. Statt klar zu signalisieren, dass ich starke Schmerzen hatte, verdrückte ich meine Tränen und sagte so etwas wie: „Also das tut schon weh."
Ich hätte hier viel klarer kommunizieren müssen, auf weitere Untersuchungen bestehen und klarstellen müssen, dass ein normales Leben für mich nicht mehr möglich war. Aus irgendeinem Grund fühlte ich mich jedoch nicht befugt, ein solches Verhalten an den Tag zu legen. Ich brauchte erst eine Art Bestätigung dafür, dass mein Zustand Anlass zur Besorgnis gab.

Nachdem Ärzte mit meiner Diagnose konfrontiert waren, waren diese häufig überrascht darüber, in welch „gutem Zustand" ich war. Dies spiegelte deren eigene Einschätzung wider, die auf Erfahrungen und Lehrbuchwissen basiert.
In Deutschland ist meine spezifische Erkrankung relativ selten. Die genauen Inzidenzen dieser seltenen Tumorart

sind oft nicht umfassend dokumentiert, weshalb das Wissen der meisten Ärzte über Patienten wie mich in der Regel auf Erzählungen oder Literatur beruht. Diese Wahrnehmung gilt auch für den umgekehrten Fall, insbesondere bei beginnendem Brustkrebs. Häufig wird aufgrund des allgemein guten Gesundheitszustandes von diesen Patientinnen erwartet, dass sie zu der üblich fähigen Leistung im Stande sind. Dies wird sowohl von der Gesellschaft als auch vom medizinischen Personal eingefordert. Solange man nicht krank aussieht, hat man zu funktionieren.

Ich habe im Laufe der Jahre die Erfahrung gemacht, dass Menschen mit einer Krebserkrankung häufig erst dann sichtbar krank aussehen, wenn die Behandlung im vollen Gange ist. Dann wird der desolat aussehende Körper aber mit der Erkrankung assoziiert, nicht mit den Auswirkungen der Therapie. Ebenfalls eine fatale Verwechslung.

Auf Social Media gibt es unzählige Krebsaccounts. Gerade bei denen, die vorher beispielsweise ihren Familienalltag zeigten, kann man genau dokumentieren, wie deren Therapie das äußere Erscheinungsbild verändert. Ich weiß nicht, ob deren Betreiber das auch so wahrnehmen, vermute es aber mal eher nicht. Sie verbinden ihr Aussehen mit der Krankheit.
Es ist schon krass, was diese Art von Therapie optisch aus einem machen kann.

Bevor ich selber mit Krebs konfrontiert wurde, dachte ich ähnlich und hinterfragte nicht, warum jemand gesundheitlich angeschlagen aussehen könnte.

Genau das ist das Problem. Warum sollten wir nach Dingen fragen, deren Existenz wir nicht kennen?

Ein Beispiel: Wir wohnen hier in einem Ort, in dem einmal jährlich ein „Kappesfest" stattfindet. Bevor wir hierher gezogen sind, wusste ich noch nicht ein mal, was ein Kappesfest ist und dass es überhaupt existiert. Warum sollte ich mich also nach einem Kappesfest erkundigen?

Und jetzt nehmen wir mal an, irgendwann kommen Freunde zu mir und sagen: „Hey, finden wir total blöd, dass du noch nie mit uns auf das Kappesfest gegangen bist".

Ich hoffe, sie verstehen, was ich ihnen mit diesem subtilen Beispiel zu erklären versuche. Solange es einem gut geht oder wir trotz einer schweren Diagnose einem gewissen Plan folgen können, an den wir glauben und den wir nicht infrage stellen, haben wir überhaupt keinen Grund, uns mit solchen Dingen auseinanderzusetzen. Wir sind im blinden Vertrauen.

Nun komme ich so langsam zurück zur eigentlichen Geschichte oder vielmehr der Pointe, die für sie interessant sein könnte. Meine Ärztin machte also einen Termin mit dem Onkologen und ich war bereit, diesen wahrzunehmen.

Als ich in der Praxis ankam, war ich von der Anzahl der Krebspatienten überrascht, die sich dort aufhielten. Dort herrschte ein erhebliches Chaos. Die allgemeine Stimmung war belastend und düster. Das kannte ich so aus der Onkologie in der Klinik nicht. Dort bemühte man sich um die Menschen und versuchte ihnen trotz ihrer misslichen Lage, den Tag so angenehm wie möglich zu machen.

Hier fehlte es dem Personal an Einfühlungsvermögen, und auch an Freundlichkeit. Zwei zentrale Eigenschaften, die eine gute Begleitung in der Krebstherapie ausmachen. Der erste Eindruck war somit bereits alles andere als positiv. Warum ich nicht einfach aufstand und ging, weiß ich nicht.

Ich wartete anderthalb Stunden auf dem Flur, da im Wartezimmer kein Platz mehr war. Im Behandlungszimmer verbrachte ich weitere zwanzig Minuten, bis ein dominant auftretender Mann um die 50 Jahre eintrat. Er äußerte kein Wort, blickte zunächst in seinen Computer und fragte mich dann schließlich, was er für mich tun könne.

Ich fühlte mich verletzlich und klein. Dieses präsente Auftreten schüchterte mich von Beginn an ein.

Ich musste mich kurz sammeln, bevor ich ihm detailliert erläutern konnte, wer mich zu ihm überwiesen hatte und aus welchem Grund. Während ich sprach, schnippte er mit den Fingern und seine Sekretärin erschien sofort, um ihm einen Tee zu bringen. Ja genau! Sie hatte den Tee bereits dabei. Ich denke, die gute Dame war absolut verlässlich konditioniert worden wie ein Hund.

Als er diesen an seine Lippen führte, starrte er mich an, was mich ebenfalls verunsicherte. Piepsig wie eine kleine Maus erklärte ich ihm meine Situation. Scheinbar fiel jetzt der Groschen.

„Ach, Sie sind das? Ich dachte, Sie wären 80 Jahre alt." Er entschuldigte sich mit der Bemerkung, dass er sich nochmals meine Unterlagen anschauen müsse. Diese Äußerung enttäuschte mich zutiefst, insbesondere da ich von einem „so hoch angesehenen Fachmann" eine angemessene Vorbereitung auf meinen „Fall" erwartet hatte – schließlich handelte es sich hier um nichts Geringeres als um mein Leben.

Sich ausreichend vorzubereiten, unabhängig von der Arbeitsbelastung sollte in so einem Fall doch das Mindeste sein. Qualität sollte niemals aufgrund von Zeitdruck vernachlässigt werden. Das sollte der Anspruch von uns als Patienten sein und nicht weniger. Besonders in der Onkologie, wo die Begleitung von Krebspatienten eine überaus große Bedeutung auch für die Genesung hat.

Nachdem er kurz in meinen Unterlagen geblättert hatte, schlug er mir eine Chemotherapie vor. Noch während er sprach, schüttelte ich mit dem Kopf und teilte nochmals mit, dass ich den Termin nur wahrgenommen hatte, weil man mir sagte, dass man eine Alternative für mich hätte.

Er war der Meinung, dass diese Chemotherapie, die er mir anbot, was die Nebenwirkungen anginge, durchaus erträglich sei. Er bedrängte mich regelrecht, indem er nochmals seine Sekretärin/Arzthelferin kommen ließ, um mir Blut abzunehmen. Seiner Auffassung nach sollte es direkt in den nächsten zwei Tagen losgehen. Ich habe der Blutabnahme nicht zugestimmt.

Geschockt, aber gefasst, ließ ich ihn unmissverständlich wissen, dass dies für mich keine Option sei. Ich betonte, dass es mir aktuell sehr gut ginge und dass ich mir meinen Zustand unter keinen Umständen durch eine aggressive Therapie, die ich ein zweites Mal ganz sicher nicht überleben würde, kaputtmachen würde.

Ganz davon abgesehen, hatte man mir in der Klinik, in der ich therapiert wurde, ausführlich erklärt, dass es keine Studien bezüglich einer weiteren oder anderen Therapie und deren Wirksamkeit gab.

Sie werden vermutlich nicht glauben, was dann geschah: Er sprang auf, beugte sich über den Tisch und schrie mich derart an, dass mir sein Speichel ins Gesicht flog. Mit lauter Stimme brüllte er mir entgegen, dass ich in spätestens vier Monaten tot sein würde, ob ich das wirklich wollte. In diesem Moment brach ich in Tränen aus! Nicht wegen seiner Worte, sondern aufgrund des immensen emotionalen Aufwands, den es mich kostete, meine Position zu verteidigen.

„Die geistige Freiheit des Menschen, die man ihm bis
zum letzten Atemzug nicht nehmen kann, lässt ihn auch
noch bis zum letzten Atemzug Gelegenheit finden sein
Leben sinnvoll zu gestalten"

-Viktor Frankl -

Ich fasste all meinen Mut zusammen und erwiderte, dass
ich es vorziehe, vier Monate voller Glück, Lebensfreude
und körperlichen Wohlbefindens zu erleben, als sechs
Monate mit schweren Nebenwirkungen, quälenden
Durchfällen und der Unfähigkeit, am Leben
teilzunehmen – ein lebendes Schreckensbild für mich
und meine Familie.

Der statistische Vorteil, den es laut Studien für meine
Erkrankung gibt, beträgt ohnehin nur wenige Monate.

Hierbei handelt es sich meist um Studien welche sich auf die Erstlinienbehandlungen beziehen.[11]

Für mich ist es mittlerweile unverständlich, einen solchen Vorschlag, einem Patienten, der sich in einer palliativen Situation befindet, überhaupt zu unterbreiten.

Trotz dieser demütigenden Erfahrung verließ ich die Praxis mit Stolz und einem Gefühl der Erleichterung.

---

[11] D'Ambrosio L, Touati N, Blay JY, Grignani G, Flippot R, Czarnecka AM, Piperno-Neumann S, Martin-Broto J, Sanfilippo R, Katz D, Duffaud F, Vincenzi B, Stark DP, Mazzeo F, Tuchscherer A, Chevreau C, Sherriff J, Estival A, Litière S, Sents W, Ray-Coquard I, Tolomeo F, Le Cesne A, Rutkowski P, Stacchiotti S, Kasper B, Gelderblom H, Gronchi A; Europäische Organisation für Forschung und Behandlung von Krebs Weichteil- und Knochensarkomgruppe. Doxorubicin plus Dacarbazin, Doxorubicin plus Ifosfamid oder Doxorubicin allein als Erstlinienbehandlung für fortgeschrittenes Leiomyosarkom: Eine Analyse des Propenzenz-Score-Matching der Europäischen Organisation für Forschung und Behandlung von Krebs Weichgewebe und Knochensarkomgruppe. Krebs. 2020 Jun 1;126(11):2637-2647. doi: 10.1002/cncr.32795. Epub 2020 4. März. PMID: 32129883.

„Der Weg ist das Ziel"

- Konfuzius -

Das ist der zentrale Punkt dieser Geschichte:
Wir sollten uns die Frage stellen, wie wir die verbleibende Zeit nutzen möchten. Unabhängig davon, wie lange unser Leben noch währt. Dazu gehört es auch nicht nur unsere Sterblichkeit anzuerkennen, sondern auch den Tod zu akzeptieren, egal wann er eintreten mag.
Der Tod ist uns sicher, ob wir das nun gut finden oder nicht. Viele Menschen vor uns hat er schon ereilt.
Ja, unser Körper ist krank – womöglich so krank, dass diese Erkrankung dazu führen könnte, dass wir sterben. Nur wie dieser Weg aussehen mag, dafür gibt es viele Möglichkeiten.

Es mag vielleicht übermütig klingen, aber ich glaube fest daran, dass mir ebenso die Dinge, die NICHT eingetroffen, aber vorausgesagt wurden, enorm geholfen haben, an mich zu glauben. Mich verunsicherten solche Aussagen mit der Zeit immer weniger. Damals, dort in diesem Behandlungszimmer, fraß sich die Darstellung des Arztes in meinen Hinterkopf.

Nach diesem schrecklichen Erlebnis bei diesem Onkologen dachte ich in den folgenden vier Monaten stets an seine Worte. Jedes Mal, wenn ich ein kleines Wehwehchen verspürte, überkam mich der Gedanke, dass er jetzt beginnt. Der Weg nach unten.
Doch die Wochen vergingen und ich fühlte mich mit jedem Monat lebendiger, sah besser aus und war kurz vor Ablauf der vier Monate überzeugt, nicht zu sterben. Langsam verstummte die Aussage, die ein paar Wochen zuvor noch so prägnant in meinem Gedächtnis hallte.

Diese Erkenntnis gab mir Stärke! Ich stellte mir vor, in welchem Zustand ich mich wohl befinden würde, wäre ich auf sein Angebot eingegangen. Ich war mir sicher, dass ich mich nicht derart lebendig fühlen würde und war hoch zufrieden mit meiner Entscheidung.

Ich war überzeugt, dass es nicht möglich sein konnte, dass es mir mit einer Krebserkrankung derart gut gehen kann, um dann an Tag X tot umzufallen.
Tatsächlich ist dies bei kaum einer Krankheit der Fall.
Hätte das Leben eben nicht diese Komplexität, wäre es relativ unkompliziert. Wir müssten uns nicht fragen, wie wir die verbleibende Zeit verbringen wollen. Wir würden sie wie gewohnt (ver)leben, ähnlich wie vor unserer Diagnose. Ist das besser? Oder schlechter? Ich weiß es nicht. Aus heutiger Sicht würde ich sagen: Auf keinen

Fall. Ob ich diese Einschätzung auch teilen würde, hätte der Sterbeprozess bereits eingesetzt, kann ich nicht beurteilen. Ich bin jedoch froh, dass ich mich dieser Überlegung derzeit nicht stellen muss.

Ich habe viele Menschen erlebt, deren Körper Tag für Tag ein kleines Stück mehr erkrankten – Zelle für Zelle, Organ für Organ. Es schleicht sich langsam und kaum merkbar ein, und wir gewöhnen uns an die Zustände, die in uns herrschen. Plötzlich geht es uns so schlecht wie noch nie und niemand kann mehr sagen, warum oder wie es eigentlich dazu gekommen ist.

Ich bin mir sicher, dass ich mich heute nicht in so einem guten gesundheitlichen Zustand befinden würde, hätte ich nicht konsequent alles abgelehnt, was mich noch kränker gemacht hätte oder bei dem ich mit irreparablen Schäden hätte rechnen müssen.
Immerhin hatte ich schon eine äußerst aggressive Therapie hinter mir. Ich weiß nicht, inwieweit mein Körper eine solche Belastung ein zweites Mal ausgehalten hätte.
Für die Medikamente, die ich intravenös erhalten habe, gibt es glücklicherweise eine Gesamthöchstdosis, die nicht überschritten werden darf. Hierbei handelt es sich um die Dosis, die einem Menschen während seines gesamten Lebens verabreicht werden darf.
Ich gehe mal davon aus, dass ich ansonsten nicht zu den Überlebenden gehören würde.

Viele Menschen schaffen es irgendwann nicht mehr, den Absprung zu finden. Von einer Therapie zur nächsten wird oft vergessen, dass diese offensichtlich nicht den gewünschten Erfolg gebracht haben. Vielleicht wäre die verbleibende Zeit ohne Behandlung längst vergangen – wer bin ich, das zu beurteilen?! Ich für mich genieße lieber den Weg, anstatt mich ausschließlich auf das Ziel zu konzentrieren.

Das Ziel! Was ist überhaupt unser Ziel in dem ganzen Krebs-Game? Gesund werden? Und wenn das nicht möglich ist oder wahr wird? Was wollen wir dann? Hauptsache alt werden? Egal wie? Selbst wenn es uns Möglichkeiten verbaut?
Mir war der Preis für vermeintliche Lebenszeit oft zu hoch.

Wir kommen nicht umher, uns damit auseinanderzusetzen, dass Leben nicht die reine Existenz unseres Körpers bedeutet. Vielmehr ist Leben oder lebendig sein ein Gefühl. Die alles entscheidende Frage ist doch, wann wir uns zuletzt wirklich lebendig gefühlt haben. Was können wir tun, diesen Zustand (erneut) zu erreichen? Spätestens hier wird klar, dass wir aktiv an unserer Genesung beteiligt sind. Diesen Teil kann uns kein Arzt, kein Heilpraktiker, kein Partner, keine Freunde, nicht unsere Familie oder sonst irgendein Mensch auf der Welt abnehmen.
Das müssen wir ganz alleine richten, und zwar bevor über uns gerichtet wird.

Ja, mit so einer Krebserkrankung kommen kurzerhand unglaublich viele Herausforderungen auf einen zu. Wenn wir glauben mit einer guten Therapie sei's getan, irren wir. Oft beginnt die eigentliche Arbeit, wenn unsere Behandlung vorüber ist.

Die eigene Krebserkrankung begleitet uns mental ein Leben lang, während sie für die Menschen, die uns umgeben, meistens mit der letzten Infusion endet.

Irgendwann ist die Zeit, in der sich alles um uns dreht, vorbei. Irgendwann sollte die FürSORGE um uns aufhören. Auch wir müssen irgendwann wieder erkennen, was der eigene Partner oder die Kinder brauchen. Jetzt, wo wir wieder Energie haben, sollten wir den Absprung schaffen, die Balance herstellen zwischen Selbstfürsorge und fürsorglich sein. Es ist ein Drahtseilakt, ein Spagat zwischen gesehen werden und andere sehen, zwischen zuhören und gehört werden wollen.

Wir dürfen uns selbst nicht verlieren, dürfen aber auch nicht zulassen, dass sich andere Menschen an uns verlieren. Und bei all diesen akrobatischen Kunststücken müssen wir es irgendwie schaffen, uns dennoch zur Priorität zu machen.

Dies gelingt mir nicht immer. Am ehesten aber wenn ich in Abständen immer wieder zur Ruhe komme, mich und meine kleine Familie reflektiere und folgende Dinge abrufe:

- Bin ich mir in letzter Zeit gerecht geworden?
- Habe ich wahrgenommen, was die anderen gerade gebrauchen könnten?
- Habe ich es ihnen gegeben, sofern es in meiner Macht stand?

Wir sind als Familie stark zusammengewachsen und haben gelernt, uns auszusprechen sowie alles anzusprechen, was uns bewegt.

Wir sind maximal ehrlich miteinander, auch wenn wir uns dadurch verletzen oder verletzt werden. Wir verzeihen und lieben einander. Wir bemühen uns um uns, so funktioniert es am besten.

KAPITEL VI.
QUALITÄT

Schwindende Lebensqualität beginnt oft im Kleinen. Kaum merklich schleicht sie sich in unseren Alltag. Früher hielt ich es für normal, ab 18:00 Uhr müde zu sein und um 20:00 Uhr auf dem Sofa einzuschlafen, nur um um 23:00 Uhr wieder aufzuwachen, ein paar Erdnüsse in Vollmilchschokolade zu essen und schließlich ins Bett zu gehen.

Ebenso betrachtete ich es als selbstverständlich, nach einem großen Teller Spaghetti Carbonara Bauchschmerzen zu haben.

Erst als ich meinen Lebensstil rundum änderte – und glauben Sie mir, das umfasst weit mehr als nur die Umstellung meiner Ernährung – erkannte ich, welche Lebensqualität möglich ist. Es fiel mir leicht, den Gedanken zuzulassen, für ein erfülltes Leben auch den Tod in Kauf zu nehmen.

Dieser Wandel erleichterte mir die Entscheidung, auf weitere Therapien, die meinen Körper vergiften, verstümmeln oder verbrennen würden, zu verzichten.

Durch meine Erfahrungen wurde mir bewusst, dass die Art und Weise, wie wir irgendwann sterben, eng mit unserem allgemeinen Gesundheitszustand und den alltäglichen Entscheidungen, die wir treffen, verknüpft ist. Menschen lebten schon vor 70 Jahren lange

Lebensjahre, erlebten jedoch nicht in dem Maße Krankheit und Leid, wie wir es heute sehen.

Ich denke häufiger an meinen verstorbenen Vater, der nach schmerzhafter Zeit und einem qualvollen Sterbeprozess mit mehreren zwecklosen Operationen von uns ging.

In seinen letzten Jahren war er irgendwie nicht mehr er selbst. Sein Körper wollte nicht mehr und sein Geist folgte ihm. Oder war es umgekehrt? Ich weiß es nicht, in unserer Familie wurde über solche Dinge nicht gesprochen. Das Alter war bei meinen Eltern immer schon ein empfindliches Thema. Zum einen hatten die beiden einen Altersunterschied von 26 Jahren, zum anderen ein Problem damit, älter zu werden, oder vielmehr zu sein.

Ich kann nicht sagen, ob mein Vater seine letzten Jahre mit Tabletten und einer Urinflasche auf dem Wohnzimmertisch als lebenswert empfand. Er lag den ganzen Tag auf dem Sofa, schlief oder schaute TV. Er hatte kein besonders großes Interesse, sich zu unterhalten in seinen letzten Jahren. Vielleicht fand er Trost darin, seine Ruhe zu haben, vielleicht auch nicht. Für mich war sein Zustand erschreckend. Ich hätte mir für ihn einen besseren Lebensabend gewünscht.

Dennoch ist die Art und Weise, wie er diese Welt verließ, eng mit dem jahrzehntelangen Raubbau an seinem Körper verbunden. Wer weiß, wie sein Rentenalter ausgesehen hätte, ohne die Rückenschmerzen, die ihn vom Gehen abhielten, ohne Niereninsuffizienz, Arthrose, COPD und zahllose andere Begleiterkrankungen. Natürlich setzt das voraus, dass er einige Dinge hätte ändern müssen. Eine bessere Ernährung, rauchfrei werden, dem Alkohol den Rücken kehren und sich vielleicht mal mehr als 300 Schritte die Woche bewegen. Es gefällt mir natürlich nicht, was ich über meinen Vater äußere! Aber so sah sein Leben nun mal aus.

Den Tod nicht zu akzeptieren, harmonierte nicht mehr mit meinem Verständnis von Gesundheit und Krankheit oder von Leben und Sterben.
Die bloße Abwesenheit einer Krankheit bedeutet nicht, wirklich gesund zu sein.
Umgekehrt ist dies natürlich auch so. Das Vorhandensein einer Krankheit heißt nicht, dass man niemals wieder gesund werden kann. Nur weil wir nicht tot sind, leben wir nicht leidenschaftlich.

Die häufigste Todesursache in Deutschland sind nach wie vor die Herz-Kreislauf-Erkrankungen, gefolgt von Krebserkrankungen.[12]
In diesem Kontext erkenne ich die Möglichkeit, trotz meiner Diagnose an einer anderen Erkrankung zu sterben. Mir wird klar, dass viele Patienten sich ausschließlich auf ihre Krebserkrankung und deren Symptome konzentrieren, anstatt ebenfalls auf diverse Sekundärerkrankungen, die so gut wie bei uns allen

---

[12] www.destatis.de/DE/Themen/Gesellschaft-Umwelt/Gesundheit/Todesursachen/_inhalt.html

vorhanden sind, zu schauen. Einfach ausgedrückt bedeutet das, bevor wir an Krebs sterben, können wir zuvor noch an anderen Krankheiten sterben.

Warum sollte ich also nicht versuchen, auch die damit verbundenen Risikofaktoren bestmöglich zu minimieren?

Mir ist wichtig zu erwähnen, dass ich hier niemanden belehren möchte, wie er sein Leben zu führen hat. Ich sehe mich nicht als privilegierter, nur weil ich diesen Weg erfolgreich gegangen bin. Ich schreibe diese Zeilen, damit sie im besten Fall mehr als nur einen kleinen Rat mitnehmen. Einen kleine Funken, der imstande ist, ein Feuer in ihnen zu entfachen, würde mir genügen.

Um ehrlich zu sein, empfinde ich mich nicht als besonders mutig, und in der Tat bin ich es auch nicht. Denn eine so endgültige Prognose wie die meine, hat es mir erleichtert, Entscheidungen zu treffen. Ich fühlte mich wie ein Tier in der Enge: Wenn man keine Entscheidung trifft, werden sie für uns getroffen. Ich kann nicht sicher sagen, wie ich mich entwickelt hätte, wäre mir eine (noch) heilbare Situation und eine andere Prognose diagnostiziert worden.

Hätte ich mich im Frühstadium einer gut behandelbaren Krebserkrankung befunden, kann ich ihnen sofort sagen, was ich getan hätte. Ich hätte all meine Hoffnungen in die vermeintlich guten Therapiemöglichkeiten gelegt und den bequemen Weg gewählt.

Ich möchte hier auf gar keinen Fall zum Ausdruck bringen, dass ich die ein oder andere Krebsart für besser oder schlechter halte. Ich werte keine Stadien oder Teilungsraten.

Jegliche Art Krebs löst in uns allen die gleichen schlaflosen Nächte und Sorgen aus.

Nur für mich funktioniert das Prinzip „Ganz oder Gar nicht" eben besser.

Nach Abschluss der Behandlung (die insgesamt mehrere Jahre dauert) wäre ich in ständiger Furcht vor einem Rezidiv oder vor Metastasen gewesen und so in permanenter Angst um meine Gesundheit und damit um mein Leben.

Krebsfrei hätte mich gefreut, endlich mein altes Leben zurückzuhaben. So bin ich nun einmal geprägt: Entweder ganz oder gar nicht. Bei mir gab es selten ein dazwischen. Doch hat nicht gerade mein altes Leben zu dem Dilemma geführt? Alles was ich bisher erlebte, alle Entscheidungen die ich getroffen habe, haben nicht verhindert, derart krank zu werden. Was sagt das also über mein bisheriges Leben aus.

Genau aus diesem Grund denke ich, dass es mich so hart treffen musste, um überhaupt ins Handeln zu kommen.

Mein Bauchgefühl sagte mir, dass ich nichts gewinnen konnte, wenn ich auf meinem bisherigen Weg blieb.

Hört man auf dieses, wird man schnell in eine Schublade gesteckt. Wenn man seine Bedenken äußert, die sich auf die eigene Intuition stützen, gilt man bestenfalls als

„unvernünftige Spinnerin". So als würde dieses Gefühl nichts bedeuten.

Je mehr Verbindung ich wieder zu mir selbst fand, desto klarer wurde mir, welche meiner Lebensumstände mich haben so krank werden lassen.

Ich weiß, dass mein Gefühl mich nicht täuscht. Ich weiß, warum ich so krank geworden bin und ebenso, warum es diesen Bereich in meinem Körper getroffen hat.

Wenn wir nichts ändern, ändert sich nichts!

- Unbekannt -

Ich habe meinen Frieden mit der Möglichkeit meines Ablebens gemacht und akzeptiere sie unter der Prämisse, dass meine Lebensqualität an oberster Stelle steht.

Diese Art Versöhnung zu schließen war für mich notwendig. Vor dieser Friedensschließung habe ich enorm an meinem Leben festhalten wollen. So ungelebt wie es war, wollte ich es nicht hergeben. Heute stehe ich eher vor dem Problem, dass ich so zufrieden, glücklich und im Genuss meines eigenen Daseins bin, dass der Gedanke daran, dass alles bald schon vorbei sein könnte, ebenfalls sehr schmerzt.

Würde ich morgen nicht mehr aufwachen, wären die letzten fünf Jahre meines Lebens die schönsten gewesen, die ich habe (er)leben dürfen. Dank mir! Das habe ich mir erschaffen. Niemand kann mir das mehr wegnehmen. Nur wenn wir eigene Entscheidungen treffen, treffen wir diese FÜR uns. Die Erfahrung zeigt, dass solche Entschlüsse meist die „besseren" sind. Zumindest für diejenigen, für die nicht ausschließlich die Quantität zählt.

Ich bin fest davon überzeugt, oder viel mehr, sagt meine Intuition mir, dass ich noch viel Gelegenheit haben werde, mein Leben zu gestalten. Ich bin hier noch nicht fertig, das spüre ich ganz genau.

Auch wenn das, was ich durchleben musste, irgendwie schrecklich und grausam war, möchte ich auch diese Erfahrung nicht mehr missen. All diese Erfahrungen gehören zu mir. Sie gehören zu meiner Entwicklung. Sie waren dringend notwendig, um meine neue Denkweise überhaupt erst zu ermöglichen.

Ohne all das hätte mein heutiges Leben nicht diese Qualität. Ein Leben von Qualität gibt mir mehr als viele unbewusste Jahre, die einfach so verstreichen.

Ich möchte nichts in meinem Leben mehr die Macht geben, mich das Fürchten zu lehren.

K APITEL VII.
BIN ICH GESUND?

Woher weiß ich denn nun, dass ich gesund bin. Diese Frage werden sie sich zwangsläufig stellen, immerhin war meine letzte Nachsorge in Form einer Bildgebung im Juli 2020. Nachdem mir hier ein Rezidiv und Metastasen diagnostiziert wurden, die sich, wie bereits erwähnt, als Fehldiagnosen herausstellten. Dies und die Art und Weise, wie mit diesem Fauxpas umgegangen wurde, waren der Grund, warum ich nicht mehr an solchen Verfahren teilnahm.

Fortan ließ ich mir einmal jährlich bestimmte Werte im Blut untersuchen und meine Organe schallen. Hätten sich hierbei Auffälligkeiten ergeben, hätte ich eine erneute Nachsorgemaßnahme in Betracht gezogen.

Zusätzlich ging ich regelmäßig zu meiner Gynäkologin und ließ mich untersuchen.
Im Juli 2022 fand eine solche Untersuchung statt. Meine damalige Gynäkologin wunderte sich, wie gut mein Muttermund und meine Gebärmutter aussahen. Sie meinte, es sei fast so, als wäre nie etwas gewesen.

Ich freute mich über ihre Aussage und stellte ihr daraufhin die Frage, ob ich mir denn jetzt Gedanken über Verhütung machen müsse.
Wie gewonnen, so zerronnen. Ich hatte den Eindruck, sie hätte mich am liebsten ausgelacht. Auf recht überhebliche

Art meinte sie, dass ich doch wohl nicht ernsthaft glauben würde, gesund zu sein. Mit so einer „knubbeligen" Gebärmutter können sie kein Baby mehr bekommen, so ihre Aussage.

Es ist nicht so, als hätte ich mir ein drittes Kind gewünscht. Aber die Tatsache, dass dies eventuell möglich gewesen wäre, schien mir ein zuverlässiger Parameter für die Funktionalität meines Körpers zu sein.

Pragmatisch wie ich bin, nahm ich es mit Humor. Wieder zu Hause tänzelte ich vor meinem Mann herum - in freudiger Erwartung, dass es nun völlig sorglos zum Geschlechtsverkehr kommen konnte.

Einige Wochen vergingen und ich stellte Veränderungen an meinem Wohlbefinden und an meinem Körper fest. Ich war nicht mehr so leistungsfähig. Wenn ich spazieren ging und es länger bergauf ging, kam ich schnell aus der Puste. Ich war wieder vermehrt müde und mir war immer häufiger übel. Ich fühlte mich schlapp und dieser Zustand gefiel mir natürlich nicht. Er erinnerte mich zwangsläufig an die Zeit im März/April 2020, als ich ständig schlief und mich hätte nach jeder Mahlzeit übergeben können.
Ich war mir fast sicher, es ging wieder los. Und diesmal käme ich nicht so nachsichtig davon.

Als ich einmal mit meinem Hund in den Wald fuhr und geparkt hatte, schlug ich vor Verzweiflung auf das

Lenkrad meines Autos und weinte. Wie sollte ich das nun meiner Familie beibringen? Wie wollte ich vorgehen? Sollte ich zu einem Arzt gehen oder einfach abwarten und nichts machen?

Ich entschloss mich erst mal zu warten. Immerhin hatte ich bisher ansonsten keine Symptome wie Schmerzen oder Blutungen. Das blieb auch in den kommenden zwei Wochen so. Nur die Übel- und Müdigkeit, die wurden mehr. Überhaupt erinnerte mich mein gesamtes Befinden stark an den Zustand schwanger zu sein.

Obwohl es ausgeschlossen schien, ging mir der Gedanke nicht mehr aus dem Kopf. Je häufiger ich diese Eingebung meinem Mann erzählte, desto wahrscheinlicher erschien auch ihm diese Möglichkeit.

Es war im September 2022. Wir hatten übers Wochenende Freunde zu Besuch.

Wir witzelten schon seit Freitagabend über eine mögliche Schwangerschaft und überlegten uns scherzhaft Namen. Wir neckten damit ein wenig meinen Mann, denn auch für ihn war die Familienplanung abgeschlossen. Als mir dann am Abend selbst nach meinem Lieblingsessen übel wurde, schlug meine Freundin vor, einen Schwangerschaftstest zu besorgen.

Am 17.09.2022 pinkelte ich also über einen Teststreifen im vollen Vertrauen darauf, das dieser positiv ausfallen würde.

Und so war es. Ab diesem Moment schloss sich der Kreis. Ich wusste, dass ich ein gesundes Mädchen zur Welt bringen würde. Woher ich das so genau wusste, kann ich nicht sagen, aber ich wusste es.

Ich war überglücklich. Ich war nicht krank, ich durfte ein neues Leben erschaffen und in diese Welt tragen. Was konnte nach allem, was ich erlebt hatte, schöner sein?!

Mir war sofort klar, dass ich dieses Kind niemals in einem Krankenhaus zur Welt bringen konnte. Ich wollte mich auf die Geburt einlassen und auch hier eigenmächtig handeln, in vollem Vertrauen auf meinen Körper.

Ich wusste, dass er dazu in der Lage sein würde. Diese kleine Seele hatte sich mich als Mama ausgesucht. Und das nicht ohne Grund.

Mein Mann war als mein größter Unterstützer der gleichen Meinung wie ich. Ich denke, auch er hat sich gefreut, eine ganz andere Form der Geburt erleben zu dürfen, anstatt als hilfloser Zuschauer in einem Kreißsaal lediglich anwesend zu sein.

Das Erlebnis dieser Hausgeburt war für uns beide bis heute eines der überwältigsten!

Ich entschied mich, mir eine Hausgeburtshebamme zu suchen und fand schon nach kurzer Zeit eine unfassbar tolle Frau. Sie war so aufgeschlossen, herzlich und scheute sich nicht, mich (trotz meiner Vorgeschichte) zu betreuen.

Ich machte fast die gesamte Vorsorge bei ihr. Da ich über 35 Jahre alt war, kam ich um einen einzigen klassischen Vorsorgetermin bei einem Gynäkologen nicht herum. Ich wollte jetzt natürlich unter gar keinen Umständen zu der Frau, die mir noch ein paar Wochen zuvor erklärt hatte, eine Schwangerschaft sei in meinem Fall ausgeschlossen. Meine Hebamme arbeitete eng mit einem Gynäkologen zusammen, den ich aufsuchte. Er hatte an einer Hausgeburt nichts zu beanstanden und wunderte sich sehr über die zuvor gefallenen Aussagen.

Wir wohnen sehr ländlich, so teilte ich mir mit zwei meiner Freundinnen die gleiche Gynäkologin. Mit einer von ihnen war ich eines Morgens zum Frühstück in einem nahe gelegenen Café verabredet.

Irgendwann „beichtete" sie mir unter Tränen, dass sie ein paar Tage zuvor bei eben dieser Ärztin gewesen sei, mir aber eigentlich niemals preisgeben wollte, was diese gesagt hatte.
Ich fragte sie, warum sie weinte. Sie sagte, dass ihr derart Angst gemacht wurde, dass sie fürchte, dass das, was ihr mitgeteilt wurde, eintreten könnte. Sie würde sich dann ewig Vorwürfe machen, nichts erwähnt zu haben.
Ihr wurde doch tatsächlich bei ihrem eigenen Vorsorgetermin erzählt, dass ich bei der Geburt verbluten werde. Ich dürfte dieses Kind nicht bekommen, wenn ich mich nicht selbst gefährden wollte.
Was für eine ungeheuerliche Unverschämtheit. Dies war nicht das erste Mal, dass diese Gynäkologin meine

Freundin in Angst und Schrecken versetzt hatte und in die Verantwortung ziehen wollte.

Ich gab mir die größte Mühe, meiner Freundin meine positiven Ansichten zugänglich zu machen.

Glücklicherweise gelang es mir.

Trotzdem hinterließen ihre Worte einen faden Beigeschmack.

Am 05.05.2023 brachte ich schließlich nach wenigen kraftvollen Stunden unsere kerngesunde Tochter in der heimischen Badewanne zur Welt. Ohne zu verbluten.

KAPITEL VIII.
HEUTE KOMPLETT OHNE ANGST?

Ich habe mich gefragt, welchen Anspruch ich wohl an mein eigenes Buch habe.

Ein Anspruch, der mir besonders wichtig ist, ist es, ihnen mit absoluter Ehrlichkeit zu begegnen.

Es ist vielleicht nicht das, was sie immer gerne lesen möchten. Aber auf jeden Fall notwendig, um dieses Buch, nachdem sie es gelesen haben, zuzuklappen und etwas für sich mitnehmen zu können.

Selbst wenn sie entscheiden, dass ich die größte Spinnerin bin, die ihnen je begegnet ist.

Manchmal ist eben das beste Geschäft, was man macht, dass welches man <u>nicht</u> macht!

Aber kommen wir nun zu der Frage, die sie vielleicht am allermeisten interessieren wird:

Bin ich vollständig frei von Angst?

Diese Frage muss ich mit einem „klaren" JEIN! beantworten.

Ich vermute, dass sie sich eine klarere Antwort gewünscht haben, doch ich bin überzeugt, dass ich sie auf den kommenden Seiten auch mit diesem „Jein" zufriedenstellen kann.

Ich gebe mein Bestes, um authentisch zu erklären, warum ich weder mit einem klaren Ja noch mit einem deutlichen Nein antworten kann.

Ich habe beispielsweise immer noch Angst in dunklen Gassen oder vor Geräuschen nachts im Keller. Das hat sich nach wie vor nicht geändert.

Aber habe ich Angst vor dem Zurückkehren einer Krebserkrankung?!

Ich versuche es anhand eines Beispiels zu verdeutlichen. Ich bin aktuell (wir haben Ende Dezember 2024) erkältet. Das ist ja an sich nichts Aufregendes und für die meisten Menschen im Winter an der Tagesordnung.
Wir denken über solch subtile Dinge meistens nicht weiter nach. Der Winter kehrt ein, die Erkältung kommt, die Erkältung geht. Fertig!
Nur ich, ich bin eben nicht fertig. Ich bin nie fertig. Ich schau mir an, wann eine Erkältung kommt, wie sie kommt, wie lange sie bleibt, wie sie sich entwickelt und wann sie beginnt abzuklingen.

Wenn sie länger anhält, als in den Vorjahren oder mir wie in diesem Fall, unangenehme Entzündungsschmerzen im kleinen Becken beschert, während sich mein fünftes Überlebensjahr dem Ende neigt, versammeln sich sofort die Gedanken, die jedem Krebspatienten durch den Kopf gehen: Was wäre, wenn?

Der Unterschied zu früher liegt lediglich darin, dass es mir nun ein stückweit egaler ist. Ich wäre zwar immer noch nicht bereit, all die wunderschönen Dinge, die da noch kommen mögen, zu verpassen. Oma zu werden würde mir schon sehr gefallen, so wie viele andere Lebensabschnitte auch. Mir reicht aber der Gedanke, dass all die wundervollen Ereignisse, die ich verpassen würde, für meine Lieben ja trotzdem eintreffen werden. Nur halt ohne mich.

Das Leben gehört den Lebenden und sollte meine Zeit gekommen sein, bin ich bereit. Ich habe (wie bereits erwähnt) meinen Frieden gemacht.

Verstehen sie mich nicht falsch: Ich möchte keineswegs, dass meine Zeit abläuft. Ich lebe mein neues Leben mit voller Inbrunst, hänge an ihm und stelle mir vor, wie ich mit grauen Haaren und neuen Ideen die nächsten zwanzig Jahre gestalte. Ich liebe mein Leben.

Ich tue alles, was in meiner Macht steht, um meinen Körper zu unterstützen und krebsfrei, nein, das ist das falsche Wort, GESUND zu erhalten. Wenn das nicht ausreicht, habe ich noch ein bis zwei „Asse im Ärmel"! Sollte auch das nicht genügen, akzeptiere ich es. Dann werde ich, so lange es mir möglich ist, meine Lebensqualität aufrechterhalten, um, wenn der Moment gekommen ist, friedlich zu gehen.

Ich verschwende jedoch nicht oft Gedanken an diese Situation, denn ich weiß, dass Gedanken auch Realitäten schaffen können. Man kann Krankheiten auch einladen. Ich habe das in gewissem Maße, nein, ich habe dies mit Sicherheit auch getan.

Ich lud meine Krankheit ein. Ich habe sie regelrecht herbeigesehnt und heraufbeschworen.

Viele von uns kennen das als selbsterfüllende Prophezeiung. Wann immer mir Gedanken in dieser Richtung kommen, schaue ich, was gerade bei und in mir nicht stimmt.

Ich nehme mein Körpergefühl ganz bewusst wahr und behaupte, dass ich weiss, wann es so weit ist. Ich kenne jenes Gefühl, das mit dem Tod einhergeht. Ich bin der Meinung, diese Bedrohung spüren zu können, wenn sie erneut nah ist. Dennoch lebe ich im Vertrauen darauf, was mein Körper leisten kann, solange meine Seele noch nicht bereit ist, diesen irdischen Ort zu verlassen.

Es ist schwer, diesen Zustand zu beschreiben. Man muss ihn fühlen. Und das werden sie, wenn er gekommen ist.

Kapitel IX.
DIE ZUKUNFT

Ich habe das große Glück, mich auf meine Zukunft von Herzen freuen zu können. Für mich ist das ein großes, wenn nicht sogar das größte Privileg.

Lange Zeit war es mir nicht möglich, wirklich noch Lebensfreude zu empfinden. Alles war überschattet von einem: Ja, aber bald ist es ja eh vorbei.

Ich sah in vielen Dingen keinen Sinn mehr oder wägte ab, ob es sich für mich noch lohnte. Ich überlegte tatsächlich, ob es sich (noch) lohnen würde, mir ein neues Paar Birkenstocks zum Geburtstag zu wünschen oder einen neuen (vermeintlich letzten) Rucksack anzuschaffen. Der, den ich hatte, tat es immerhin für die verbleibende Zeit.

Ich habe den Wert einer Sache daran bemessen, wie lange er genutzt wird.

Da stehen wir nun wieder. Vor den hohen Mauern unserer Bewertungen. Wer sagt schon, ob sich etwas lohnt oder nicht. Mein Kalender? Meine Uhr oder mein Arzt? Ganz sicher nicht. Solche Beurteilungen sind äußerst problematisch, erst recht, wenn sie mich davon abhalten, in mich selbst zu investieren.

Mal angenommen, ich lebe nur noch eine Woche, warum sollte ich mir diese Woche nicht so gestalten, dass mir mein kurzer Lebensabend gefällt. Warum dürfen wir nicht zufrieden sein? Ist das vielleicht eine große Gemeinsamkeit? Lieben sich an Krebs erkrankte Menschen zu wenig selbst?

Was mich angeht, kann ich diese Frage überzeugt mit Ja beantworten. Ich habe mich tatsächlich in den ersten 36 Jahren meines Lebens nicht genügend geliebt. Ich war mir selber nicht genug. Nie! Jedenfalls nicht genug, um mich und mein Leben zur obersten Priorität zu machen.

Warum ist das (oft) so? Genau das ist es nämlich, was uns an dieser Stelle eindeutig fehlt. Ein gesunder Selbstwert und zwar unabhängig davon, was wir können oder beruflich ausüben.

Unterbewusst war es erst mal schwierig, Glück an mich heranzulassen oder glückliche Momente zu spüren. Mir gefiel der Gedanke, dass es dann einfacher wäre. Frei nach dem Motto: Was blöd ist, kann weg!
Wenn ich mich recht entsinne, habe ich dies zum Beispiel auch oft in früheren Beziehungen getan. Wenn's zu gut lief, hab ich's lieber gleich zerstört, bevor es der andere tat.
So eine Erkrankung lässt vieles zum Vorschein kommen. Meist sind es Dinge, die schon immer in uns waren. Eigenschaften, die nun an die Oberfläche unseres Bewusstseins gelangen. Charaktereigenschaften, die uns vom Glück abgehalten haben. Und es ist gut, dass sie endlich hervorbrechen, für uns sichtbar werden und wir nun eine Chance haben, diese anzugehen. Der Schmerz ist uns in solchen Lebenssituationen durchaus dienlich. Wir sollten ihn also zulassen.

Eine Aufgabe, die es zu bewältigen gilt, ist an unserer Freude festzuhalten. Egal ob man selbst noch an Krebs erkrankt ist oder mit jemandem vertraut ist, der gerade vor dieser Herausforderung steht.

Für unsere Angehörigen ist diese Situation ebenso schwer und traumatisierend. Sie erleben in der Regel alles gleichermaßen zum ersten Mal, wie wir.

Diese Krankheit kann einen in die Verzweiflung treiben. Nur wenn wir verstehen, wieviel wir eigentlich selber dafür tun können, an unserer Heilung mitzuwirken und dass das Loslassen von all den Ängsten und dem Stress, der uns umgibt, einen Großteil unserer Heilung ausmacht, verlieren wir auf unserem Weg diese große Last.

„ Das Leben muss nicht immer einfach sein, solange es erfüllt ist."

-Unbekannt-

Veränderung passiert nicht von jetzt auf gleich. Sie werden nicht morgen aufwachen und sind all ihre Ängste los. Veränderung ist ein Prozess. Mal geht es mit großen Schritten voran, dann wieder mit kleineren und manchmal machen wir auch einen oder zwei Schritte zurück. Wichtig ist, dass wir uns entwickeln und an dieser riesigen Aufgabe wachsen. Sonst wächst sie in uns.

Ich bin bei weitem noch nicht an meinem Ziel angekommen. Mal bin ich ganz nah dran und dann wieder nicht. Meine Ziele ändern sich, und das dürfen sie. Gefühle kommen, dürfen gefühlt werden, um schließlich wieder zu verschwinden. Es werden im Leben immer wieder Situationen auftreten, die uns herausfordern. Wichtig ist, wie wir mit ihnen umgehen.

Ich bin kein Freund von Maßnahmen, die versuchen, unsere Gefühle zu unterdrücken oder auszumerzen. Es erscheint mir ausschließlich sinnvoll zu sein, nach der Ursache zu forschen. Genauer hinzusehen, um sich die Frage zu stellen, ob es sich lohnt an diesem immer wiederkehrenden Gefühl, welches uns wahnsinnig zu machen scheint, festzuhalten.

Kapitel X.
PRAKTISCHE HILFEN

(Nachfolgendes stellt keinen medizinischen Rat dar. Viele der Dinge, die ich ihnen vorschlage, beruhen auf meinen eigenen Erfahrungen und/oder aus den Erfahrungen, die ich mit anderen Betroffenen gemacht habe.
Sie sollen keinesfalls den Gang zum Arzt ersetzen!)

1. ATMUNG

Als ich ein Kind war, habe ich mich immer gefragt, warum mir schwindelig wird, wenn ich versuche, Luftballons so schnell wie möglich aufzublasen.
Das war sozusagen mein erster unbewusster Kontakt mit dem Thema Atmung.
Wenn Atmung also unser Wohlbefinden direkt negativ beeinflussen kann, ist es da nicht logisch, dass sie das auch im positiven Sinne schafft?

Unsere Lunge mit ihren beiden Lungenflügeln liegt gut geschützt hinter unserem Brustbein und unseren Rippen.
Hier findet ein Gasaustausch statt. Sie hat eine Gesamtoberfläche von bis zu 140 Quadratmetern, die von 300 Millionen Lungenbläschen gebildet werden, plus Zwischenzellgewebe.
Der rechte Lungenflügel besteht aus drei Lappen, während der linke lediglich aus zwei Lappen besteht. Das liegt daran, dass sich unser Herz auf der linken Seite

befindet und einen gewissen Raum einnimmt. Wir nehmen also Sauerstoff auf, dieser wird in die Zellen befördert und atmen Kohlenstoffdioxid aus.

Atmung findet von ganz alleine statt, wir müssen dafür nichts aktiv tun. Nun wäre es doch schön, wenn wir immer (ohne uns dafür anstrengen zu müssen) „richtig" atmen würden. Hier liegt der Sinn in Atem- bzw. Meditationsübungen. Einen Zustand zu erreichen, bei dem die gewünschte Atmung völlig automatisch stattfindet.

Ich habe mich zum ersten Mal mit dem Thema Atmung in der Anschlussheilbehandlung beschäftigt. Für mich ist es seither ein sehr nützliches Tool, welches ich regelmäßig anwende.[13]

Wir können mitbestimmen, wieviel Sauerstoff in unsere Zellen gelangt, aber auch wie viel der Giftstoffe abtransportiert werden. Es dient also abgesehen von dem Vorteil Stress abbauen zu können, auch unserer Gesundheit.

Wodurch kann ich dies beeinflussen:
- Länge der Atemzüge,
- eingebaute Pausen,
- Technik der Atmung (Mund und Nase oder isolierte Nutzung).

---

13 Mazdaznan-Literatur, Erfolg durch Atem, Lichtweg-Arbeitsgemeinschaft

Wenn sie einmal darauf achten, wird ihnen auffallen, dass wir bei Stress oder Angst flacher und hastiger atmen.[14] Bei dieser Art von Atmung gelangt nicht genügend Sauerstoff in unseren Blutkreislauf. Wir benötigen allerdings genau diesen Sauerstoff, um Abfallprodukte, die sich in unserem Körper befinden, abzutransportieren. So können sich Säuren in unserem Körper ansammeln, gleichzeitig wird die Energiebereitstellung im Körper heruntergefahren.
Die Folgen sind bekannt.
Wir sind schlapp, energielos und müde. Dies sind die Folgen der Übersäuerung, die durch unseren Lebensstil und eben auch die falsche Atmung entstehen.

Wann immer es uns möglich ist, sollten wir darauf achten, durch die Nase in den Bauch zu atmen. Die tiefe Bauchatmung empfinde ich als die hilfreichste. Sie erfordert allerdings auch die meiste Konzentration.

Ich habe eine tägliche Routine in meinen Alltag eingebaut. Fünf Minuten vor dem Schlafengehen.
Man legt sich hierfür auf den Rücken in eine bequeme Lage und atmet ganz bewusst tief in den Bauch.
Legen sie eine Hand auf ihren Bauch und versuchen sie gegen sie zu atmen.
Vier Sekunden einatmen, vier Sekunden Pause, vier Sekunden ausatmen. Dies ist eine gute Übung für den Anfang. Je tiefer wir in den Bauch atmen, wobei unsere

---

[14] *Indologie, André Blank, die detaillierte Lehre von Yin und Yang*

Organe vom Zwerchfell massiert werden, desto entspannender.

Ich hatte früher einen Kleidungsstil, gegen den ich regelrecht mit Kraft anatmen musste. Also habe ich mich von zu engen Hosen, deren Bund unterhalb des Magens lag und auch von meinen schicken BH's mit Bügel, die mir wichtige Lymphbahnen abdrückten, endgültig getrennt. Sich nicht länger einengen lassen trifft es ganz gut. Verabschieden sie sich von allem, was drückt und zwickt.

Ich nutze heute die Atmung als Tool für viele Situationen im Alltag, nicht nur, wenn ich Angst habe. Sie hilft mir, wenn ich wütend bin oder nicht einschlafen kann. Genauso hilfreich ist sie bei Schmerzen oder Stress.

2. MASSAGEN

Bei dieser überaus entspannenden Maßnahme handelt es sich um einen reinen Erfahrungswert. Aber ist das Wissen, welches wir über die eigenen Erfahrungen generieren, nicht das viel Wertvollere? Es lässt uns selbstwirksam in unserem Leben auftreten. Wir wirken in unserem eigenen Leben, wir beginnen wieder an etwas zu glauben, wenn wir etwas tun können, das wirkt. Es entsteht Wirklichkeit.

Ich habe vorher nicht recherchiert, ob es hierfür wissenschaftliche Belege gibt oder ob man irgendwelche Studien hierzu gemacht hat.
Dennoch möchte ich meine Erfahrung mit ihnen teilen.

Wann immer ich keinen klaren Gedanken mehr fassen kann, gehe ich in die Wanne, nehme mir danach ein Mandelöl und massiere einen Teil meines Körpers.
Es ist wohltuend und für mich die reinste Form der Selbstfürsorge. Schon das Planen dieser Massage kann sehr entspannend und mit Vorfreude benetzt sein. Für sich loszugehen, um ein Öl zu besorgen, die Wassertemperatur sorgsam zu bestimmen und in sich hineinzuhorchen, welcher Bereich ihres Körpers gerade eine wohltuende Massage gebrauchen könnte, sendet so viel Wertschätzung ihnen selbst gegenüber in jede ihrer Zellen.

Zum ersten Mal habe ich diese Erfahrung in der Klinik machen dürfen. Dort gab es einen überaus aufrichtigen und fürsorglichen Pfleger; immer ein offenes Ohr, super engagiert, kompetent, mit einem besonderen Gespür dafür, was die Patientinnen gerade gebrauchen könnten. Eines Abends fragte er mich und meine Zimmernachbarin, ob er uns etwas Gutes tun dürfe und bot uns eine Herz-Lavendel-Massage an.

Das war ein Traum! Selbst in dieser akuten Phase meines Krankenhausaufenthaltes ließ sie mich für die nächsten 20 Minuten all meine Sorgen vergessen.

Ich finde die Eigenmassage besonders geeignet, da wir so unsere Vorlieben erlernen und uns besser spüren können. Oft umgeht man so vorerst, sich und seinen oft gezeichneten Körper anderen zeigen zu müssen. Denn auch hierbei dürfen wir uns Zeit lassen.

Gerade wir Frauen dürfen unsere Körper noch mal ganz neu kennenlernen. Insbesondere bei einer Krebserkrankung, die unsere Geschlechtsorgane betrifft.

Es hilft uns auch zyklusbedingte Veränderungen als Parameter zu nutzen. Diese Anhaltspunkte zeigen uns oft, wie und ob unser Körper gut funktioniert.

Ich wusste beispielsweise bis zu meinem 39. Lebensjahr nicht, dass sich der Muttermund einer Frau während des weiblichen Zyklus hebt und senkt.

Durch jahrelanges hormonelles Verhüten hatte ich das nie erlebt.

Ich hoffe sie schmunzeln, wenn ich ihnen erzähle, dass ich anfangs dachte, dass mein Gebärmutterhals rausfällt und ich mir ärztlichen Rat einholte.

3. UMFELD

Vor meiner Diagnose hätte ich behauptet, dass ich alles in allem ein ganz nettes Umfeld habe und auch feste Freundschaften, die echt und ehrlich sind. Ich durfte erleben, wie eine schwere Krankheit alles verändert und meine Freundschaften auf den Prüfstand stellt. Automatisch trennte sich schon nach kurzer Zeit die Spreu vom Weizen.

In dieser schweren Zeit erkannte ich, dass ich mir (unbewusst) oft Freundschaften gesucht hatte, in denen ich mich nur schwer entfalten konnte. Mir fiel es schwer, nein zu sagen und gab immer ein bisschen mehr als ich bekam.

So empfand ich es damals. Heute weiss ich, warum sich meine Freundschaften immer in die gleiche Richtung entwickelten. Man kann nie dem Umfeld allein die Schuld an deren Entwicklung geben. Zu diesen Umständen trägt auch immer das bei, was man selber zulässt.

In unserer Gesellschaft wird uns vermittelt, dass unsere mentale Gesundheit ein kleines bisschen zurücksteht. Als wäre sie von dem Rest unseres Wesens getrennt, so als hätte sie nichts mit uns zu tun.

Dabei ist unsere mentale Gesundheit von entscheidender Bedeutung, wenn es darum geht, körperlich gesund zu werden.

Wir sollten uns in unserem Umfeld wohlfühlen und so sein dürfen, wie wir sind. Wir sollten uns verändern dürfen, wann und wie wir wollen. Und wir sollten geschätzt und wahrgenommen werden.

Ich habe mich oft verstellt, meine Meinung zurückgehalten oder bin in verschiedene Rollen geschlüpft, je nachdem, von wem ich umgeben war.

„Du kannst die Menschen um dich herum nicht ändern, aber du kannst die Menschen um dich herum ändern"

- Unbekannt -

Wenn wir etwa 80 % unseres Tages gegen unsere inneren Überzeugungen handeln, kann dies erhebliche negative Auswirkungen auf unsere Gesundheit haben und uns in Stresssituationen versetzen. Ich habe in vielen Bereichen meines Lebens gegen meine Überzeugungen gehandelt. Entweder um ungewollten Konflikten aus dem Weg zu gehen oder um in meiner Komfortzone bleiben zu können.

Bei diesem Thema in seiner Mitte zu bleiben ist ein herausfordernder Akt. Es gibt kein universelles Rezept. Jeder Mensch hat unterschiedliche Bedürfnisse, um zur eigenen Zufriedenheit im Leben zu gelangen. Es ist schwierig, jemanden um Rat zu fragen, ohne dabei intime Gedanken preisgeben zu müssen. Jedenfalls dann, wenn man einen ehrlich gemeinten Rat erhalten möchte. Diesen kann man immerhin nur erlangen, wenn man seine Situation so schildert, dass sie möglichst nah an der Wahrheit liegt. Selbst dann ist der erhaltene Ratschlag häufig subjektiv und geprägt von den persönlichen Erfahrungen und Überzeugungen seines Gegenübers.

Dies hat zur Folge, dass wir uns ganz unbewusst den Gesprächspartner suchen, der uns vermutlich die Antworten geben wird, die wir am ehesten hören möchten.

Wann immer wir uns in unserem Umfeld unwohl fühlen, sollten wir einmal genauer hinschauen. Warum fühlen wir uns so? Seit wann fühlen wir uns so und die Konsequenzen, die wir daraus ziehen, als ein Akt der Selbstliebe betrachten.

Oft verweilen wir so lange in schädlichen Strukturen und Verhaltensmustern, dass wir nicht einmal mehr bemerken, wie sehr sie uns schaden.

Diese Verhaltensweisen schleichen sich oft unbemerkt ein und werden schließlich als selbstverständlich erachtet.

Es entsteht der Eindruck, dass die Gesellschaft von uns erwartet, dass alles so läuft, wie es „sein sollte". Die Kosten dafür müssen wir allerdings selber tragen.

"Wenn wir uns erlauben, tiefer in unseren Geist zu schauen, werden wir schönere und wertvoller Behausung finden, in denen sich aufzuhalten lohnt."

- Sven Hilnhagen -

Ich bin davon überzeugt, nein, vielmehr weiß ich heute, dass es sich lohnt, an unseren Beziehungen und Lebensumständen zu arbeiten. Wenn wir nicht in der Lage sind, die zahlreichen Energieräuber in unserem Leben so zu beeinflussen, dass sie uns nicht mehr schaden, tendiere ich dazu, mich von ihnen zu distanzieren oder besser noch komplett zu trennen. Hierbei spielt es keine Rolle ob es um den unliebsamen Nachbarn, Freunde, die man seit Kindertagen kennt oder ein Familienmitglied handelt.

Auch einer Erwerbstätigkeit nachzugehen, die einen auf Dauer krank macht, weil wir fast den ganzen Tag eine Maske tragen, um unsere wahre Gesinnung zu verbergen, ist (aus meiner Sicht) Energieverschwendung.

Energie, ein Begriff, den ich früher oft leichtfertig verwendet habe, hat sich zu meinem wertvollsten Gut entwickelt. Meine eigene Währung, von der ich jeden Penny siebenmal umdrehe, bevor ich ihn leichtfertig hergebe.
Sie ist unverzichtbar im Umgang mit ernsthaften Herausforderungen, besonders mit einem so respekteinflößenden Gegner wie einer Krebserkrankung. Es ist immer ratsam, nicht allzu viel davon zu „verschenken", wenn wir sie gerade dringend selber benötigen.

In einem Umfeld, in dem wir gemobbt, ausgenutzt oder in dem wir klein gehalten werden, können wir nicht gesund werden. Ebenso wenig können wir echte Gesundheit in einer Beziehung erlangen, in der wir uns nicht respektiert und wertgeschätzt fühlen.

Als ich angefangen habe, ehrlich zu mir zu sein und mich nicht länger selbst belog, stellte ich fest, dass ich den größten Teil der Verantwortung selbst dafür trug, wie ich behandelt wurde. Es spielt keine Rolle um welche Verhältnisse es sich handelte.

Dieser Gedanke soll jedoch nicht von Schuldgefühlen geprägt sein; es spielt keine Rolle, wer Schuld trägt oder nicht. Das Wort "Schuld" hat in unserer Gesellschaft eine derart negative Konnotation, dass viele Menschen sich sofort angegriffen fühlen, wenn sie auf ihr eigenes (Fehl)verhalten hingewiesen werden – besonders in Bezug auf Gesundheit, Ehe, Freundschaft, Elternschaft oder eben auch Krankheit und Lebensstil.

Wann immer ich in Bezug auf diese persönlichen Lebensbereiche kritisiert wurde, endete dies fast immer in regelrechten Wutausbrüchen. Ich verlor die Kontrolle und brannte die Verbindung zu meinem Gegenüber buchstäblich hernieder.

Wir könnten stattdessen Schuld als eine neutrale Information betrachten, ohne sie zu bewerten. Es liegt an uns, was wir aus dieser dann machen. Setzen wir uns wie kleine Kinder beleidigt in die Ecke und suchen nach Rechtfertigungen für unsere vermeintliche „Schuld", oder nutzen wir diese Erkenntnisse aktiv, um an unserem Leben zu arbeiten und es lebenswerter zu gestalten?

In der Regel haben wir immer eine Wahl – auch wenn uns diese auf den ersten Blick nicht immer wie eine echte Option erscheint.

Lassen sie uns daher unsere eigene Denkweise hinterfragen und untersuchen, warum wir so empfinden. Oft liegt es daran, wie unser Gehirn die Möglichkeiten wahrnimmt und automatisch nach gut oder schlecht kategorisiert.

Denken sie an das erste Kapitel „DAS UNSICHTBARE MONSTER". Wenn sie sich nicht erinnern können, lesen sie es gerne erneut. Es ist gut möglich, dass sie am Ende dieses Buches ihre eigenen Lebensumstände in einem neuen Licht betrachten. Erscheint uns unser Leben perfekt - oder sehen wir nur perfekt weg?

Was den Umgang mit unseren Leidensgenossen und -genossinnen betrifft, ist die Entscheidung auch hier sehr individuell. Oft muss man neu justieren und sehen, an welchem Punkt sie uns mehr schaden als nützen. Hilft es uns, sich mit krebskranken Menschen zu umgeben? Oder sollten wir uns lieber für einen gewissen Zeitraum von ihnen distanzieren?

Liegen wir gerade auf einem „Chemostuhl" und haben eine(n) supernette(n) Sitzpartner(in), kann das unheimlich hilfreich sein. Die Zeit vergeht schneller, man kann sich nett unterhalten und man fühlt sich nicht so alleine. Vielleicht kommt man sogar in gleichen Intervallen und kann sich dauerhaft austauschen. Man wächst für einen Lebensabschnitt zusammen und schöpft Kraft hieraus.

Auch Selbsthilfegruppen können einen entweder unterstützen oder hinunterziehen.

Ich bin das erste Mal ins Zweifeln geraten, als ich mich entscheiden musste, ob ich an einer Rehamaßnahme teilnehme oder nicht.

Der Gedanke, den ganzen Tag über einen Zeitraum von vier Wochen, mit anderen Krebspatienten zu verbringen und nur Krankheit und Leid um mich herum zu haben, hatten diese Zweifel ausgelöst.

Am Ende habe ich mich dafür entschieden um meinen Zweifeln zu trotzen. Mir hat die Zeit, die ich dort verbringen durfte, unglaublich gutgetan. Das mag aber auch an meiner Person liegen. Ich bin von Grund auf ein neugieriger Mensch. Ich unterhalte mich super gerne, beobachte gerne alles und jeden und sammle so Eindrücke. Ich weiß aber von anderen Betroffenen, dass es ihnen in diesem Umfeld schwerfällt, sich wohlzufühlen und somit eher schadet.

Zu Zeiten der ersten Rehamaßnahme befinden wir uns in einem sehr zerbrechlichen Zustand und ich finde, wir dürfen ganz egoistisch entscheiden, was uns hilft und was nicht. Die Wortwahl ist an dieser Stelle nicht die richtige. Anstatt von Egoismus, der durchaus angebracht ist, trifft es „Selbstschutz" wohl am ehesten.

Die mentale Gesundheit muss zu diesem Zeitpunkt unbedingt aufrechterhalten werden, damit wir das, was noch folgt, durchstehen können.

Ich fand es immer wichtig, mir positive Vorbilder zu suchen. Ich habe mir Bücher von Menschen gekauft, die mich inspirieren. Von Menschen, die Erfahrungswissen besitzen, insbesondere derer, die gesund geworden sind.

Ich finde sie schrecklich, diese 0815 Bücher, die einen Weg beschreiben, der so viel Aussagekraft hat wie ein Sack Reis.

Ich begann, genau zu beobachten, was die Menschen, die es schaffen und die, die versterben, gemeinsam hatten. Während die Überlebenden nahezu alles an ihrem Leben änderten, waren die anderen froh, sich endlich ihr altes Leben zurückzuerobern.

Vor dieser Zeit las ich immer nur Thriller, die von Serienkillern, Mord und Folter handelten. Davon bin ich mittlerweile weg. Ich habe mich irgendwann nämlich gefragt, ob mein Gehirn wirklich unterscheidet zwischen realer Bedrohung und einer kurzweilig gefühlten Angst, die ich verspürte, weil ich in die Handlung versunken war.

War ein Buch extrem spannend, so kontrollierte ich regelmäßig sämtliche Nischen meiner damaligen Wohnung, in denen sich jemand hätte verstecken können, bevor ich zu Bett ging.

So im Alter von 22 Jahren war es immer mein großer Traum, einen eigenen Thriller zu schreiben. Die Storyline, die ich mir überlegt hatte, kenne ich heute noch und finde sie nach wie vor grandios. Nur mag ich sie eben nicht mehr zu Papier bringen. Wer hätte das gedacht, dass ich mich irgendwann, fast 20 Jahre später, in einem ganz anderen Genre wiederfinde.

Aber ich bin etwas abgeschweift. Ich wollte einmal den Bereich Social Media ansprechen. Ich führe einen kleinen aber feinen Instagram Kanal, daher habe ich hier schon einiges an Erfahrung sammeln dürfen.

Hier tummeln sich derart viele Menschen, die vom System instrumentalisiert werden, ohne es zu bemerken. Menschen, die die Meinung vertreten, dass Krebs eben in den meisten Fällen nur in eine Richtung verlaufen kann.

In meinen Augen sind dies keine Vorbilder, die uns WIRKLICH weiterhelfen. Es sind mehr Ankerpunkte, um uns und unsere Erkrankung mit ihnen abzugleichen und zu hoffen, dass es uns genauso ergehen wird wie ihnen. Jedenfalls dann, wenn wir uns einen Überlebensvorteil erhoffen.

Nehmen wir uns nun diese (in meinen Augen) „schlechten Vorbilder" als Orientierungshilfe für unseren Weg, schließen wir so unterbewusst unsere eigene Genesung aus!

Natürlich bestimmt jeder selbst, wen man als schlechtes oder gutes Vorbild definiert. Immerhin gibt es auch genügend Menschen, die meinen Weg kritisieren. Aus deren Sicht (meistens mit einer heilbaren Erkrankung und einem guten Allgemeinzustand) haben diese Menschen ja sogar triftigen Grund dazu.

Wenn ich dich nicht berühre, bin ich nicht für dich
bestimmt!

-Unbekannt -

Auch hier liegt es an uns, in die Eigenverantwortung zu
gehen und die Intuition bestimmen zu lassen, wer oder
was uns zuträglich ist oder nicht.

Ich sag es immer wieder und werde mich wahrscheinlich
noch oft wiederholen. Unser Bauchgefühl kann so viel
mehr als wir glauben. Wir sind zu Großem fähig, wenn
wir es zulassen.

4. TAGEBUCH SCHREIBEN

Was mich betrifft, war das Schreiben schon immer eine wertvolle Hilfe.

Es ist vergleichbar mit einem offenen Gespräch, nur dass es in schriftlicher Form stattfindet und mein Gegenüber weder über mich urteilt noch dazwischen quatscht.

Diese Methode ermöglicht es mir, Ängste und Probleme aus einer distanzierten Vogelperspektive zu betrachten. Einige Gedanken erscheinen dadurch absurd und verlieren an Macht, während andere eine tiefere Analyse erfordern. Durch das Aufschreiben wählen wir unbewusst eine bestimmte Wortart, die uns offenbart, was uns wichtig ist und welche Werte wir vertreten.

Kidlin-Gesetz

Wenn man ein Problem klar und deutlich aufschreibt, hat man die Hälfte davon bereits gelöst.

Obwohl ich dieses Buch in erster Linie nicht für mich selbst schreibe, merke ich, wie wohltuend das Niederschreiben meiner Gedanken ist.

Es erinnert mich daran, welch langen, anstrengenden, aber auch großartigen Weg ich hinter mir habe. Ich habe viele Entwicklungen durchlebt.

Ich bin überglücklich hier und heute so zufrieden auf einem Stuhl vor meinem Laptop zu sitzen und all die Worte, die gelesen werden wollen, niederzuschreiben.

Für mich hat sich immer ein besonders schönes Notizbuch und ein hochwertiger Stift bewährt. Es macht einfach Spaß in ein schönes Buch zu schreiben.

Versuchen sie es mal: Schreiben sie sich alles von der Seele. Lassen sie ihren Eingebungen einfach mal freien Lauf und schauen, was passiert. Bleiben sie im Vertrauen darauf, dass niemand ihre intimsten Gedanken lesen wird. Seien sie ehrlich, fluchen sie, schimpfen sie, weinen sie. Lassen sie alles raus, was sie rauslassen wollen. Betrachten sie ihr Tagebuch als einen Raum, in den niemand Eintritt erhält, den sie nicht explizit hinein lassen möchten.

Nutzen Sie diese Gelegenheit, um Wünsche, Vorlieben und Ziele klar zu formulieren. Möglicherweise entdecken sie dabei, dass sie zuvor gar nicht genau wussten, was sie im Leben eigentlich erreichen oder erleben möchten. Darüber hinaus können sie ihre persönliche Entwicklung verfolgen und feststellen, wie sich ihre Vorlieben und Wünsche im Laufe der Zeit verändert haben.

5. VON NAHRUNGS- ZU LEBENSMITTELN

Abgesehen von der Tatsache, dass ich eine Ernährungsumstellung für absolut unerlässlich halte, wenn man an einer Erkrankung leidet, gibt es zahlreiche weitere überzeugende Gründe, auf bestimmte Aspekte unserer Ernährung zu achten.

Wer schon mal am 1. Januar mit guten Vorsätzen ins neue Jahr gestartet ist und eine Diät begonnen hat, weiß vielleicht, dass man sich durch die Umstellung nicht nur aufgrund von Gewichtsverlust besser fühlt.

Vielmehr berichten die meisten Menschen von einer Vielzahl positiver Veränderungen, wie etwa:
- mehr Geduld,
- mehr Ausgeglichenheit,
- ein höheres Maß an Freude,
- einem reduzierten Hungergefühl, was dazu beiträgt, dass die Stimmung und das allgemeine Wohlbefinden positiv sind,
- geringere Frustration und Ärger über alltägliche Situationen,
- Stolz,
- u. v. m.

In einem der folgenden Kapitel werde ich noch näher darauf eingehen, welche Änderungen ich in Bezug auf unsere Nahrung für sinnvoll halte.

Ich möchte nochmals daran erinnern, dass es sich hier um Erfahrungen meinerseits handelt und nicht um eine Ernährungsempfehlung. Für welche Form der Ernährung man sich entscheidet, sollte stark von der jeweiligen Erkrankung und persönlichen Voraussetzungen abhängig gemacht werden.

Ein zwanzigjähriger Mann mit einem Sarkom im Bein, kann sich ganz anders ernähren als eine siebzigjährige Frau mit Magenkrebs.

KAPITEL XI.
UNSERE SÜCHTE

Ob sich unsere Denkweise einem positiven oder negativen Wandel unterzieht, hat viel mit der Wirkung bestimmter Nahrungs- oder Lebensmittel auf unseren Körper zu tun. Hätte mir das jemand vor 10 Jahren erzählt, ich hätte es nicht geglaubt; bis ich es selbst erlebt habe, wie die Art, wie wir uns ernähren, unsere Art des Denkens beeinflusst.

Es geht so weit, dass einige Nahrungsmittel uns regelrecht zu einem Süchtigen mutieren lassen.

Zucker ließ mich beispielsweise zu einem Junkie werden. Mehrfach habe ich mich dabei ertappt, wie ich in einer Mülltonne nach der Schokolade gesucht habe, die ich am Vortag entsorgt hatte – und ja, ich habe sie gegessen.

Kam ich meinem Verlangen nicht nach, änderte sich relativ schnell mein Gemütszustand. Ähnlich wie ein Heroinabhängiger, der aggressiv und unbeherrscht wird, wenn er zügig den nächsten Schuss benötigt.

Genau dieses Verhalten habe ich an mir beobachtet, wann immer ich einer Ernährungsform folgte, die hauptsächlich meiner Bequemlichkeit gerecht wurde. Sie war schnell verfügbar und meistens stark verarbeitet. Diese Nahrungsmittel sind oft vollgestopft mit Zucker, Süßstoffen, Konservierungsmitteln und jeder Menge anderer Dinge, die normalerweise in unserem Körper nichts zu suchen haben.

DEFINITION[15] Sucht

Sucht
Substantiv, feminin (die)

1. krankhafte Abhängigkeit von einem bestimmten Genuss- oder Rauschmittel o.Ä.
„Die Sucht nach Alkohol"

2. übersteigertes Verlangen nach etwas, einem bestimmten Tun; Manie (1)
„Seine Sucht nach Vergnügen"

---

[15] Wörterbuch, Definition Sucht

Wenn wir über Süchte oder Drogen sprechen, denken wir häufig an Klassiker wie Cannabis, Heroin, Kokain oder verschreibungspflichtige Medikamente, höchstens noch an alltägliche Genussmittel wie Alkohol oder Kaffee.

Doch es geht hier nicht ausschließlich um die Wahl der Ernährungsform, die wir treffen sollten. Vielmehr geht es darum, bestimmte Stoffe, die Unruhe, Nervosität, Ängste, Abhängigkeit, Heißhunger und Ungeduld fördern, aus dem eigenen Ernährungsplan zu streichen. Fallen nämlich all diese unerwünschten Wirkungen weg, so erhalten wir mit kleinen Veränderungen einen enormen Zugewinn an Lebensqualität.

Es gibt immaterielle Süchte, die ebenso schädlich für unser emotionales Wohlbefinden und unsere körperliche Gesundheit sind.

Krebspatienten entwickeln gerne eine Sucht nach ständiger Rückversicherung. Bereits kleinste Veränderungen des körperlichen Befindens können sofortige Alarmbereitschaft auslösen. Der Gang zum Arzt dient so nicht nur der Ablenkung von unseren Ängsten und Sorgen, sondern erfolgt in der Hoffnung auf eine beruhigende Gewissheit.

Diese Sucht kann sich zudem auch auf die Behandlung selbst beziehen. Besonders dann, wenn der Patient den undifferenzierten Behandlungsansatz seiner Erkrankung nicht vollständig überblickt. Dies schafft eine trügerische Sicherheit, ähnlich wie das Fahren in einem gut isolierten Auto, in dem nur minimal Geräusche wahrgenommen werden. Weniger Geräusche bedeuten nicht zwangsläufig mehr Sicherheit oder bessere Leistung. In einem neuen hochpreisigen Sportwagen kannst du dich bei hoher Geschwindigkeit ebenso wie in einem in die Jahre gekommenen Kleinwagen totfahren.

WEG DAMIT, WAS WEG GEHÖRT

Meine Erfahrungen haben mir gezeigt, dass das Loslassen von Ängsten eng mit einer Förderung unserer körperlichen Gesundheit verknüpft ist. Es ist eine Entscheidung, die wir treffen:
„Ab heute lasse ich mir durch meine Angst keine Schweißausbrüche, keine Bauchschmerzen und keine Sorgen mehr machen".
Idealerweise spüren wir diese Verbesserung sofort und nehmen positive Veränderungen in unserem Leben wahr.

Stellen sie sich vor, ihre Gesundheit verschlechtert sich von Monat zu Monat. Sie benötigen zunehmend mehr Medikamente, eine andere oder höher dosierte Therapie und längere Erholungsphasen. Wie soll man da gleichzeitig angst- und sorgenfrei einschlafen? Bei den meisten Menschen funktioniert dies nicht.

Ich habe mir erlaubt, einige Strategien zusammenzustellen, die mir im Laufe der Zeit geholfen haben, Situationen entweder freier zu empfinden oder sie zunächst gar nicht zu bewerten. Letztlich haben sie mir vor allem dabei geholfen, ein deutlich gesünderes Leben zu führen. Auch wenn diese Dinge nicht sofort zwangsläufig dazu führen, dass wir gesund werden, heben sie unser Wohlbefinden auf ein neues Level. Das ist etwas, was uns niemand mehr nehmen kann.

Lebensqualität! Egal wie aussichtslos eine Situation sein mag. Wenn wir uns trotz der misslichen Umstände saugut fühlen, haben wir überhaupt erst die Chance, etwas zu verändern. Wenn es uns körperlich jedoch aufgrund unserer Lebensweise schlecht geht, ist das meistens nicht umsetzbar.

All die Dinge, von denen ich im Folgenden berichte, beruhen auf meinen Überlegungen darüber, wovon ich in meinem Leben endlos viel konsumiert hatte.
Ich habe mich hingesetzt und aufgeschrieben, was ich den Tag über so mache, was ich trinke und was ich esse. So habe ich ein Gefühl dafür bekommen, was in meinem bisherigen Leben nicht optimal gelaufen ist. Ich hatte erstens viel zu viel von allem und zweitens zu oft Nahrungsmittel konsumiert, die nicht wirklich irgendwelche Nährstoffe beinhalteten. Wie soll ein Körper aus leeren Füllstoffen gesunde Zellen bilden.

Wir können uns ein gesünderes Fundament schaffen. Auf einer stabilen Basis kann man andere, im besten Fall gesündere Entscheidungen treffen, die zwangsläufig zu besseren Ergebnissen führen. Natürlich habe ich im Laufe der Jahre noch auf viel mehr gesundheitsgefährdende Stoffe verzichtet, wie auf herkömmliche Kosmetikartikel zum Beispiel. Zusammengestellt habe ich erst mal nur Dinge, die im direkten Zusammenhang mit unserem Denken und Wohlbefinden stehen.

1. ZUCKER

Meine größte Leidenschaft, mein persönlicher Himmel und somit auch mein Fegefeuer war der Zucker. Süßigkeiten und Softdrinks wie Cola oder Eistee haben mir täglich im wahrsten Sinne des Wortes den Alltag versüßt.

Also glauben sie mir, wenn ich ihnen sage, dass dieser Verzicht für mich auch heute noch der wohl schwierigste ist. Möchte man gänzlich auf Zucker verzichten, ist man gezwungen, im Supermarkt die Zutatenlisten der Produkte, die man kaufen möchte, zu lesen. Hierbei stellt man schnell fest, dass der komplette Zuckerverzicht schwieriger ist, als man ihn sich vorgestellt hat.

Ich komme aus einer Familie, in der man sich nicht wirklich bewusst war, dass Süßigkeiten nicht Teil der täglichen Mahlzeiten sein sollten. Als Kind durfte ich jederzeit Naschereien zu mir nehmen und hatte freien Zugang zu der Schublade, worin sich alle Leckereien befanden. Mein Vater bekam zum Wochenende regelmäßig zehn Tafeln seiner liebsten Schokolade vom Einkauf mitgebracht und wir tranken Softdrinks oder Säfte – Wasser gab es in unserem Haushalt tatsächlich nicht. Diese frühkindlichen Gewohnheiten haben den Grundstein für eine Vorliebe für ungesunde süße Nahrung gelegt.

Warum hätte ich mir also jemals einen Brokkoli zubereiten sollen, wenn ich stattdessen eine Tüte Nougat-Eier und Chips haben konnte.

Mit 16 Jahren nahm ich im Rahmen meiner schulischen Laufbahn an einer Abschlussfahrt nach Spanien teil. Bevor diese endete, telefonierte ich mit meiner Mutter. Ich berichtete ihr, wie schlecht das Essen gewesen war. Ich erwähnte, dass ich abgenommen hatte und froh war, wenn es zu Hause wieder „normal" zuging.

Wissen sie, was mich zu Hause erwartete? Ein kaltes Buffet aus Schokolade, Chips, Cola und allem, was mein Naschi-Herz begehrte. All meine Lieblingssnacks auf einem Tisch vereint, bereit, in den nächsten zwölf Stunden verspeist zu werden. Und das tat ich dann tatsächlich. Ich war zufrieden und meine Mutter glücklich, dass ich wieder zunahm.

Ich war als Kind sehr schlank und irgendwie scheint es mir, dass man schmale Menschen gerne dazu bewegen möchte, etwas mehr an Gewicht zu gewinnen. Falls man mal krank wird, so hieß es immer. Ich hätte sonst nichts zum Zusetzen.

Ich verstand diese Aussagen als Kind natürlich nicht und es war mir auch egal. Mein Gewicht spielte in meiner kleinen Welt keine Rolle. Auch heute bin ich (wieder) schlank und fühle mich sehr gut so. Allerdings durfte ich mehrfach feststellen, dass man mit einem niedrigen Gewicht eher ein Außenseiter ist und auch dementsprechend behandelt wird.

Mein Gewicht ist oft ein Thema, entweder auf Familienfeiern, was ich völlig unangebracht finde oder bei Arztbesuchen. Das gesellschaftliche Bild, wie viel ein

Mensch wiegen sollte, hat sich im Laufe der Jahre stark nach oben kalibriert.

Ich möchte gar nicht darauf eingehen, wie schädlich Zucker für unseren Körper ist, oder wie Krebszellen nur darauf warten, eine große Portion von diesem weißen Gift zu vergären. Das tun sie nämlich! Sie vergären Zucker, während gesunde Zellen Sauerstoff verstoffwechseln.[16]

Probieren Sie es aus:
Verzichten sie eine Zeit lang auf Süßigkeiten. Achten sie insbesondere auf versteckten Zucker in Lebensmitteln und Getränken einschließlich haltbar gemachter Nahrungsmitteln. Wo wir schon bei dem Thema sind, tun sie sich und ihrer Familie einen Gefallen und nehmen sie bitte Abstand von Konserven, die im Supermarktregal stehen – auch wenn sie nicht erkrankt sind.
Verzichten Sie auch auf Nahrungsmittel, die im Körper zu Zucker umgewandelt werden, wie beispielsweise weiße Brötchen oder Pasta.
Die ersten drei Tage sind für mich die anstrengendsten. Ich erlitt bei jedem strikten Zuckerentzug verschiedene Symptome. Mal waren es nur Kopfschmerzen und schlechte Laune, mal eine Erkältung mit Schüttelfrost.

---

[16] (1)www.pharmazeutische-zeitung.de/ausgabe-122006/aggressive-krebszellen-vergaeren-zucker/ (2)Universitätsklinikum Salzburg, Bericht 2015 von Prof. Dr. Barbara Kofler im Mai 2016; http://cancerres.aacrjournals.org/ contant/70/15/6368?sid=b9c0b3b0-85be-4aec-af8b-dd868d0e8827

Nach drei Wochen konnte ich die ersten Veränderungen spüren und nach 3 Monaten konnte ich mir selbst nicht mehr erklären, warum ich nicht schon eher auf Zucker verzichtet hatte.

Als ich begann, mich mit dem Thema Ernährung zu beschäftigen, stieß ich irgendwann auf den Namen Linus Pauling.
Linus Pauling war ein renommierter Chemiker und Nobelpreisträger. Sollte ihnen der Name kein Begriff sein, empfehle ich ihnen, sich näher mit seinen Werken, insbesondere im Kontext von Krebserkrankungen, zu beschäftigen.
Er untersuchte nicht nur chemische Zusammenhänge, sondern auch die Wechselwirkungen zwischen Gesundheit, Ernährung und psychischer Verfassung. Er konzipierte die Hypothese, dass ein hoher Zuckerkonsum das Risiko für psychische Erkrankungen erhöhen könnte.

Unter Fachleuten ist diese Hypothese umstritten. Doch benötigen wir zwingend immer fundierte wissenschaftliche Nachweise? Sollten wir nicht viel mehr in unserem Leben ausprobieren, um (positive) Erfahrungen sammeln zu können? Solange wir dabei kein Risiko eingehen, sehe ich keinen Grund, sich nicht darauf einzulassen. Oft wird vor Selbstversuchen gewarnt. Aber mal ehrlich, was soll denn passieren, wenn wir unsere Spaghetti gegen eine Zucchini tauschen?!

Ein übermäßiger Zuckerkonsum führt dazu, dass unser Blutzuckerspiegel rasant ansteigt und ebenso schnell wieder abfällt. Dies hat bei mir stets zu Müdigkeit, Reizbarkeit und schlechter Stimmung geführt.

Wie bereits beschrieben, ist diese Hypothese immer noch umstritten.

Ich habe dennoch daran geglaubt, dass diese Dinge in unmittelbarem Zusammenhang stehen. Nach kurzer Zeit spürte ich Veränderungen, die nicht zu leugnen waren. Nicht nur bei mir ist mir eine veränderte Stimmung aufgefallen, sondern auch bei meiner Familie.

Je weniger Zucker ich und mein Mann konsumieren, desto geduldiger sind wir miteinander. Unsere Kinder sind ebenfalls wesentlich ausgeglichener. Allgemein gesprochen gehen wir verständnisvoller miteinander um. Umgekehrt stellten wir fest, dass eine Ausnahme oder ein Wochenende, an dem wir mal über die Stränge schlagen, zu bedeutend gereizterer Stimmung und schlechter Laune führte.

Dies mag nicht auf jeden Menschen zutreffen. Natürlich spielt es auch eine Rolle, wie man sich abgesehen vom Zuckerkonsum ernährt. Die mentale Gesundheit, unsere Sekundärerkrankungen und der Lebensstil sind ebenso von Relevanz.

Wir sprachen ja bereits über das Thema Ehrlichkeit und bei dieser Gelegenheit muss ich gestehen, dass ich gelegentlich schwach werde. Ich habe manchmal

Heißhungerattacken und bin anfällig für Leckereien, besonders für Schokolade. Glücklicherweise geht es mir nach einem Osterschokoladenhasen so schlecht, dass ich erst mal wieder die Nase voll davon habe.

2. SÜSSTOFFE

Sie werden bei eigenen Recherchen feststellen, dass sich bei dem Thema Süßstoffe die Geister scheiden. Da ich ungern eine Diskussion über Ernährung anstoßen möchte, spreche ich hier keinerlei Empfehlung aus, ob und in welcher Form sie Süßstoffe konsumieren sollten. Vor meiner Diagnose habe ich täglich etwa 1,5 Liter eines Zerogetränks getrunken und bin froh, Aspartam oder Ähnliches aus meinem Leben verbannt zu haben.

Um das Thema ganz kurz anzureißen, ein paar Informationen, die mich zum Verzicht angeregt haben.

Die amerikanische Zulassungsbehörde (FDA) hatte einst für Lebensmittel und Medikamente eine Liste mit Nebenwirkungen von Aspartam veröffentlicht.

Nachfolgend eine kleine Auswahl der 92 (!) angeblich gut dokumentierten Symptome, die auf eine Aspartamvergiftung zurückgeführt werden können:[17]

1. **Angst,**
2. Arthrose,
3. asthmatische Reaktionen,
4. Juckreiz und Hautirritationen,
5. **Schwindelanfälle,**
6. Zittern,
7. **Unterleibsschmerzen,**
8. Schwankungen des Blutzuckerspiegels,
9. Brennen der Augen und des Rachens,
10. Schmerzen beim Urinieren,
11. **Chronische Müdigkeit,**
12. **Migräne,**
13. Impotenz,
14. **Haarausfall,**
15. Durchblutungsstörungen,
16. **Tinnitus** (Ohrensausen),

[17] Czarnecka K, Pilarz A, Rogut A, Maj P, Szymańska J, Olejnik Ł, Szymański P. Aspartam-Wahr oder falsch? Narrative Überprüfung der Sicherheitsanalyse der allgemeinen Verwendung in Produkten. Nährstoffe. 2021 7. Juni; 13(6):1957. doi: 10.3390/nu13061957. PMID: 34200310; PMCID: PMC8227014. https://pubmed.ncbi.nlm.nih.gov/34200310/Debras C, Chazelas E, Srour B, Druesne-Pecollo N, Esseddik Y, Szabo de Edelenyi F, Agaësse C, De Sa A, Lutchia R, Gigandet S, Huybrechts I, Julia C, Kesse-Guyot E, Allès B, Andreeva VA, Galan P, Hercberg S, Deschasaux-Tanguy M, Touvier M. Künstliche Süßstoffe und Krebsrisiko: Ergebnisse der bevölkerungsbasierten Kohortenstudie NutriNet-Santé. PLoS Med. 2022 24. März;19(3):e1003950. doi: 10.1371/journal.pmed.1003950. PMID: 35324894; PMCID: PMC8946744.

17. **Menstruationsbeschwerden,**
18. **Augenprobleme,**
19. **Gewichtszunahme.**

Ich habe ihnen mal fett markiert, welche unerwünschten Wirkungen ich bestätigen kann. Ich räume ein, dass dies nicht alleine an dem übermäßigen Zero-Getränke-Konsum liegt. Ich hatte damals ein Süßstoffpulver für mich entdeckt, welches ich mir in den Kaffee über Obst und Quark streute und sogar damit backte.

Es war einfach krank. Eine Ersatzdroge, mehr nicht.

Ein weiterer Grund, abgesehen vom gesundheitlichen Aspekt, ist der, dass wir unsere Geschmacksnerven darauf trainieren, weiterhin auf dieses süße Zeug abzufahren.

Wir sollten unsere Geschmacksknospen auf Null setzen.

Erst dann können wir erreichen, dass uns Zucker und süße Speisen nicht mehr fehlen.

Irgendwann schmecken uns süße Nahrungsmittel nicht mehr und es fällt uns leicht auf sie zu verzichten. Das war und ist auch heute noch mein Ziel. Ich möchte in einem Zustand verweilen, in dem ich all diese schädlichen Dinge nicht brauche.

Sie finden bei Pubmed (trotz gewisser Interessenkonflikte) eine Vielzahl von Studien, die Aspartam in keinem guten Licht dastehen lassen.

Ich würde mich jederzeit wieder für den Verzicht auf solche Stoffe entscheiden.

3. SCHLECHTES WASSER

Wenn ich mir die Überschrift ansehe, muss ich daran denken, was ich früher so an Flüssigkeiten zu mir genommen habe. Habe ich meinem Organismus überhaupt manchmal Wasser zugeführt, so war es keine ausreichende Menge.

Wenn ich es im Club mal wieder mit dem Alkohol übertrieben hatte, trank ich aus Vernunft ein Glas Mineralwasser. Damit konnte ich dann noch ein bisschen mehr Bier und Wein trinken und der Abend war noch nicht vorüber.

Wie ich bereits erwähnte, gab es in meiner Kindheit ausschließlich Softgetränke und Säfte bei uns zu Hause. In Krankheitsfällen gab es schon mal Kamillentee. In diesen mussten dann aber drei Stücke Würfelzucker, ansonsten trank ich ihn nicht.

Als ich zu Hause auszog, empfand ich es von daher als selbstverständlich, an den Wasserflaschen im Supermarkt vorbeizugehen. Ich trank einfach kein Wasser. Es gibt einige wenige Situationen, an die ich mich erinnere. Beispielsweise die in der Nacht, wenn ich auf Toilette musste und nicht zufällig eine Flasche irgendeines Zuckergetränkes am Bett stehen hatte. Ich nutzte den Toilettengang dazu, ein paar Schlucke aus dem Wasserhahn zu nehmen.

Auch tagsüber trank ich Unmengen an Latte macchiato oder Säften, aber nie Wasser oder Tee.

Ist es nicht absurd, dass ich immer davon ausging, mein Körper sei ach so empfindlich. Ich dachte, dass ich schnell und leicht von Krankheiten befallen werde. Wenn ich mir aber die bisherigen Kapitel ansehe und an die denke, welche noch folgen werden, komme ich zu dem Schluss, dass es eigentlich ein Wunder ist, dass nicht noch mehr Menschen ernsthaft krank sind.

Für jemanden wie mich wäre es wahrscheinlich tatsächlich besser gewesen, wenigstens Leitungswasser anstatt permanent Softgetränke, Multivitaminsaft oder Energy Drinks zu trinken.

Dennoch gibt es auch beim Thema Wasser einige Dinge, die wir beachten dürfen. Ich würde eher davon abraten, herkömmliches Wasser im Discounter oder Supermarkt zu kaufen.

PET-Flaschen geben bedenkliche Weichmacher (z. B. Bisphenol A) ins Wasser ab, welches wir dann logischerweise beim Trinken in unseren Organismus aufnehmen.

Je weniger Mineralstoffe ein Mineralwasser enthält, desto besser für unsere Gesundheit, denn dieses Wasser eignet sich besser zur Reinigung des Körpers.[18] Ein „leeres" Wasser besitzt ein größeres Fassungsvermögen, Schadstoffe aufzunehmen und abzutransportieren.

---

[18] Arzneireste im Trinkwasser, monstersandcritics.de, abgerufen am 2.07.2012

Wie schon erwähnt, ist es auch eher nicht ratsam, zum Leitungswasser zu greifen. Selbst wenn es als eines der am besten kontrollierten Lebensmittel in Deutschland gilt.

Es enthält Fluoride, Chlor, Hormone, Antibiotika und andere potenziell schädliche Substanzen, die unserem Organismus schaden können. Unser Körper hat bereits genug Belastungen zu bewältigen, daher sollten wir ihn nicht zusätzlich belasten. Noch dazu haben manche Haushalte uralte Wasserleitungen, die ebenfalls zu Verunreinigungen führen können.

Es ist ratsam, entweder eine Wassermarke zu wählen, die frei von Pestiziden und anderen Schadstoffen ist, oder noch besser einen Wasserfilter für alle im Haushalt lebenden Personen zu verwenden.

Unser Trinkwasser ist heutzutage chloriert. Nehmen wir chloriertes Wasser zu uns, so haben wir ein erhöhtes Risiko, an den verschiedensten Krebsarten zu erkranken. Dazu zählen beispielsweise Blasen-, Magen-, Nieren-,

Bauchspeicheldrüsen- und Darmkrebs sowie an Hodgkin und Non-Hodgkin .[19]

Ich habe auf Wasser wie Lauretana, Plose oder der St. Leonhards-Quelle zurückgegriffen. Mit diesen Marken habe ich die besten Erfahrungen gemacht. Außerdem habe ich diese Wasser persönlich nachgemessen und kann sie ohne schlechtes Gewissen weiterempfehlen.

Im Oktober 1995 gab RTL Extra einen Auftrag an Prof. F. Daschner vom Institut für Umweltmedizin und Krankenhaushygiene in Freiburg.

Er hat in 30 % der getesteten stillen Wasser unter anderem Erreger von Hirnhaut-, Harnwegs- und Lungenentzündungen nachgewiesen.

---

[19] (1) Havard: Drugs in water

(2) WHO: Pharmaceuticals in drinking-water

(3) Ozonoff et al: Impact of tetrachloroethylene-contaminated drinking water on the risk of breast cancer: Using a dose model to assess exposure in a case-control study

(4) Die Faktenfinder vom WDR: Darum kannst du Leitungswasser jeden Tag trinken

(5) https://www.zentrum-der-gesundheit.de/ernaehrung/lebensmittel/wasser-uebersicht/leitungswasser

4. GETREIDE

Mir war nicht bewusst, dass es mir wie auch vielen anderen Menschen möglich ist, sich durch mehrere Tage zu hangeln und ausschließlich leere Kohlenhydrate zu sich zu nehmen. Es gab Zeiten, da aß ich jeden Morgen vier Brötchen mit Leberwurst und ein Puddingteilchen. Mittags war ich meistens unterwegs und holte mir beim Bäcker eine größere Kleinigkeit. Abends nach der Arbeit war ich zu bequem, mir etwas Vernünftiges zuzubereiten und machte mir oft noch ein paar Stullen. Auf diese schmierte ich mir schnell einen Haufen Butter und Marmelade und setzte mich vor den Fernseher.

Es steht fest, dass wir Deutschen unsere Brote, Teilchen und unsere Gebäcke lieben. Sie sind irgendwie ein fester Bestandteil unserer Kultur und tragen zum kulinarischen Erbe bei. Und ja, sie schmecken fantastisch. Den Sonntag mit einer frischen Semmel oder einem Butterzopf im Bett zu starten, kann ein Bestandteil eines großartigen Morgens sein.

Leider ist es nur so, dass unser Körper (insbesondere bei der Verarbeitung von Weißmehl) diese Arten von Getreide in Zucker umwandelt. Dies hat zur Folge, dass unser Blutzuckerspiegel rasant ansteigt und unsere Bauchspeicheldrüse einiges zu tun hat.
Zudem ist der Großteil unseres Getreides stark gentechnisch verändert und wird mit Pestiziden wie Roundup und Herbiziden wie Glyphosat behandelt.

Diese Schadstoffe gelangen über diese Nahrung in unseren Körper und unseren Blutkreislauf. Glyphosat ist bekannt dafür, krebserregende Eigenschaften zu besitzen. Zugegeben, als Krebspatienten haben wir zwar bereits Krebs, aber wie sollen wir diesen denn loswerden, wenn wir immer wieder neue krebsfördernde Substanzen zu uns nehmen.

Es gibt Hinweise auf einen Zusammenhang zwischen Glyphosat und dem vermehrten Auftreten neurologischer Erkrankungen. Auch diese möchten wir nicht noch zusätzlich bekämpfen müssen.

Darüber hinaus haben diese Substanzen negative Auswirkungen auf die Leberfunktion. Unsere Leber wird geschädigt und die Bildung von Vitamin D wird gehemmt.

Ebenso wird die Bildung des roten Blutfarbstoffs gestört, sie schädigen die Darmflora und beeinträchtigen die Melatoninproduktion.[20]

Zusammenfassend lässt sich sagen, dass mein maßloser Konsum von Lebensmitteln, die diese Schadstoffe enthalten, meine Gesundheit stark beeinträchtigt haben - ohne, dass ich davon wusste.

---

[20] www.ZentrumderGesundheit/
wieGlyphosatundAluminiumunskrankmacht
Quellen: (1) Senfeff S, Swanson NJ, Li C. Aluminium and Glyphosate Can Synergistically Induce Pineal Gland Pathology: Connection to Gut Dysbiosis, and Neurological Disease. Agricultural sciences. 2015; 06(01), 42-70
(2) Mesnage R. Defarge N, Spiroux de Vendomois J, Seralini GE. Major pesticides are more toxic to human cells than there declared active principles. Biomed Res Int. 2014;2014:179691
(3) Lehmann N. Pflanzenschutz: Zulassung von Glyphosat um ein Jahr verlängert. Agrarheute (Internet).2022 (aufgerufen am 30.03.2023)
(4) Pellex C, Pelletier M. Die Auswirkungen und Toxizität von Glyphosat und Herbiziden auf Glyphosat-Basis auf Gesundheit und Immunität. J Immunotoxicol. 2020 Dez;17(1):163-174. doi: 10.1080/1547691X.2020.1804492. PMID: 32897110.
https://www.zentrum-der-gesundheit.de/ernaehrung/lebensmittel/wasser-uebersicht/leitungswasser

5. STRAHLUNG

Kann Strahlung denn auf irgendeine Art überhaupt sicher sein? Im Alltag macht man sich hierüber kaum Gedanken, obwohl wir fast immer und überall von Strahlung umgeben sind.

Im Rahmen meiner alternativen Therapie war es ein fester Bestandteil, sich mit diesem Thema auseinanderzusetzen. Das Ablegen meiner Smartwatch gehörte ebenfalls dazu.
Wir sind permanenter drahtloser Strahlung ausgesetzt. All diese Technologien wurden eingeführt, ohne dass man etwas über die gesundheitlichen Auswirkungen weiß.[21]
Smartphones, Tablets, E-Reader, Smartwatches, Induktionsfelder, Stromnetze, Router; all diese Geräte geben Strahlung ab. Wir haben in unserem Alltag kaum mehr die Möglichkeit, dieser zu entkommen. Wir können sie allerdings auf ein Minimum reduzieren.

Die Kieferorthopädin meiner Tochter meinte beim letzten Besuch, dass sie ein Gerät verwendet, welches mit zumutbarer Strahlung arbeitet. Ich tendiere dazu, dies vollständig infrage zu stellen. Was für uns zumutbar ist

---

[21] Belyaev I, Dean A, Eger H, Hubmann G, Jandrisovits R, Kern M, Kundi M, Moshammer H, Lercher P, Müller K, Oberfeld G, Ohnsorge P, Pelzmann P, Scheingraber C, Thill R. EUROPAEM EMF-Leitlinie 2016 zur Prävention, Diagnose und Behandlung von EMF-bedingten Gesundheitsproblemen und Krankheiten. Rev Umwelt Gesundheit. 2016 Sep 1;31(3):363-97. doi: 10.1515/reveh-2016-0011. PMID: 27454111.

und was nicht, können wir nur selbst beurteilen. Hängt dies nicht immerhin auch damit zusammen, wie viel Strahlung wir in der letzten Zeit ausgesetzt waren. Fliegen wir vielleicht wöchentlich nach Frankfurt oder leben als Student in einer Wohngemeinschaft, die ausschließlich eine Mikrowelle benutzt?

Es gab Zeiten, da habe auch ich häufiger eine Mikrowelle benutzt. Sie war praktisch. Über gesundheitliche Konsequenzen habe ich mir nie Gedanken gemacht. Ich war mir sicher, dass es in unserem Land standardisierte Verfahren gibt, in denen solche Geräte auf alle Aspekte hin überprüft werden.

In diesem Zusammenhang möchte ich ihnen eine interessante, wenn auch etwas ungewöhnliche Geschichte erzählen.

Während meiner alternativen Therapie wurde mir empfohlen, einen Geobiologen zu beauftragen, der durch unser Zuhause geht. Zweifelnd stimmte ich einem Termin zu und konnte nicht anders als zu schmunzeln, als ein sympathisch wirkender Mann mit seinen Ruten, die wie Zeltstangen aussahen, an die Tür klopfte und sich durch unser Haus bewegte. Mir war mein Kichern, welches ich zu verbergen versuchte, höchst unangenehm, dennoch ließ es sich nicht unterdrücken.

Früher bin ich solchen Themen mit Skepsis begegnet. Ich war der Meinung, dass Menschen aus Fleisch, Blut und Knochen bestehen, Produkte ihrer Erziehung und Erfahrungen sind und mehr nicht. Nachdem dieser Mann seinen ersten Rundgang abgeschlossen hatte, klärte er uns allgemein über Gitterstrukturen, Strahlung und Wasseradern auf, was äußerst interessant war und darüber hinaus auch noch Sinn ergab.

Durch seine Erläuterungen konnte ich nun etwas mit diesen Themen, welche zuvor in meinem Bewusstsein nicht existent waren, etwas anfangen.

Er fragte uns, ob er uns etwas vorführen dürfe.

Ich sollte noch erwähnen, dass er nicht wusste, dass ich an Krebs erkrankt war. Er wusste lediglich, dass ich gesundheitliche Beeinträchtigungen hatte, ohne Details zu kennen.

Er breitete verschiedenste Zollstöcke kreuz und quer über unserem Bett aus und ich war wirklich erstaunt. Die Bettseite von meinem Mann war nahezu frei von Störfaktoren, während die meine genau in dem Bereich, in dem sich meine Lunge und mein Unterleib während des Schlafs befinden, stark belastet war.

Er gab uns wertvolle Ratschläge zur optimalen Platzierung unseres Bettes im Raum, um Störfaktoren während des Schlafs zu minimieren. Zudem informierte er uns über die Auswirkungen von WLAN auf den Organismus.

Noch am selben Abend verschoben wir Möbel und verbannten alle elektronischen Geräte aus unserem Schlafzimmer.

Ich war mir zuvor nie im Klaren darüber, wie erholsam Schlaf sein kann. Seitdem schlief ich durch und wache erfrischt wie nie zuvor auf. Diese Erfahrung hat mir die Sensibilität des menschlichen Körpers und die fundamentale Bedeutung eines wirklich erholsamen Schlafs für unsere Gesundheit vor Augen geführt. Wer nicht gut schläft, ist häufig gestresst, und wer gestresst ist, gerät leichter in ein angstbedingtes Karussell.

Wir sind sensible Wesen, auch wenn wir an gewisse Dinge nicht glauben, können sie dennoch existieren und auf uns wirken.

Mir tut es unglaublich gut, keine Smartwatch mehr zu tragen. Ebenso tut es mir gut, keine kabellosen Kopfhörer mehr zu benutzen. Mein Handy trage ich nur noch selten in der Hosentasche und packe es lieber in den Rucksack.

6. MILCHPRODUKTE

Hat uns unsere Oma nicht früher immer erzählt, wie gut Milch für die Knochen sei? Ich erinnere mich in dem Zusammenhang an einen Freund aus Jugendzeiten. Dieser trank morgens immer einen halben Liter Kakao mit den Worten: „Milch macht müde Männer munter". Danach hatte er meistens Bauchschmerzen, die er oft mit zu hastigem Trinken entschuldigte.

Die Milchindustrie möchte uns glauben machen, dass ihre Produkte gesund seien. Milch (die logischerweise Sexual- und Wachstumshormone enthält) ist von der Natur so eingerichtet, dass sie den Nachwuchs der Säugemutter, die die Milch produziert, optimal ernährt und heranwachsen lässt.

Dies gilt für uns Menschen genauso. Wenn wir ein Baby bekommen und unsere Brüste Milch produzieren, enthält diese Milch auch die Hormone der Mutter. Diese Milch ist perfekt darauf abgestimmt, das Baby in den ersten Jahren groß zu ziehen.

Wir Menschenkinder allerdings müssen nicht innerhalb von sechs Monaten um die 300 Kilo wiegen, wie beispielsweise ein Kalb.[22]

---

22 Das Aufwärmen oder Auftauen von Muttermilch durch Mikrowellen verursacht einen Rückgang der vorhandenen Antikörper in der Milch bei Temperaturen zwischen 20 und 53°C (Paediatrics, 1992; 89:667-9.)Aufwärmen von Milch für Babys verursacht molekulare Veränderungen in den Aminosäuren. (Journal of the American College of Nutrition, 1994; 13:209-10.)

Wenn wir also beschließen, uns weder der Wachstums- noch der Sexualhormone der Kuh aussetzen zu wollen, so sollten wir bedenken, dass wir ebenfalls auf Produkte wie Sahne, Käse u.s.w. verzichten sollten.

Vielleicht zweifeln sie jetzt, weil sie generell Milchprodukte gut vertragen und können sich nicht vorstellen, dass diese eine negative Wirkung auf ihren Körper haben.
Ich hatte ähnliche Gedanken, als ich begonnen habe, mich mit dem Thema Ernährung auseinanderzusetzen. Milchprodukte, besonders Quark und Joghurt waren zuvor ein fester Bestandteil meines Lebens und irgendwie mochte ich auch nicht richtig davon loslassen.
Ich wollte glauben, diese Dinge seien gesund oder zumindest nicht schädlich. Als ich dann allerdings schwer krank wurde, war es mir das Risiko nicht wert, weiterhin Milchprodukte zu konsumieren. Ich habe einfach ausprobiert, darauf zu verzichten und relativ schnell eine positive Veränderung bemerkt. Es tat mir mehr als gut, also bin ich dabei geblieben.

Die Kombination aus dem Verzicht von Milch- und Getreideprodukten war dann noch mal ein ganz anderes Level. Ich war nicht mehr aufgebläht und ständig müde. Meine Haut wurde schöner, mein Energielevel stieg und ich fühlte mich rundum gut.

Wir leben in einer Welt des Überangebots. Es ist unglaublich schwer, hier eine Ernährungsumstellung aufrechtzuerhalten. Wir sind ständig Produkten ausgesetzt, die unserem Körper nicht guttun. Permanent muss dieser gegen das, was wir in ihn hineinschütten, anarbeiten.

Wenn wir beginnen, unsere Ernährungsform zu verändern, leben wir erst mal in ständigem Verzicht.
Meiner Erfahrung nach ist auch der Zeitpunkt, wann wir mit solch einer Umstellung beginnen, entscheidend. Idealerweise sollten wir mental stark und motiviert sein. Vor allen Dingen müssen wir selbst daran glauben, dass das, was wir dort umsetzen wollen, von Erfolg gekrönt ist. Es bringt nichts etwas zu beginnen, weil uns jemand anderes das sagt. Es hilft auch nichts, wenn sie heute damit anfangen, nur weil sie diese Sätze gerade lesen.

Ich gehöre nicht zu den Menschen, die in der Lage sind, von heute auf morgen alles zu ändern.
Ich habe mich Schritt für Schritt den einzelnen Themen genähert. Ich achtete darauf, dass ich mich in einem mental starkem Zustand befand, wenn ich einen Zuckerentzug startete.
Das Fasten beispielsweise fällt mir im Sommer wesentlich leichter, weil ich mehr draußen bin, mehr Ausflüge machen kann, während ich im Winter häufiger in meinem Haus auf und ab spaziere und auf Nahrungsmittelsuche bin.

Wir dürfen also auch hier zärtlich mit uns umgehen und immer schauen, was wir alles schon erreicht haben. Wir können Vertrauen in uns haben, dass wir alles erreichen werden, wenn wir nur auf uns hören und unser Tempo unseren Gedanken anpassen.

7. SCHLECHTE FETTE (Transfette)

Ein Leben ohne frittierte oder verpackte Lebensmittel? Keine Chips, Pommes, Berliner, Blätterteig, Dosensuppen, Fertig-Soßen, Wurst oder Müsli? Für mich war dies früher unvorstellbar. Immerhin bestanden meine Essgewohnheiten zu 90 % genau aus diesen Nahrungsmitteln.
Doch wenn ich irgendetwas verändern wollte, musste ich bei meiner Esskultur anfangen.

Ich musste realisieren, dass all diese Esswaren schädliche Fettsäuren (Transfette) enthalten.
Diese können in unserem Körper zu einer Vielzahl an Erkrankungen beitragen.[23]

Was können wir also tun? Wir sollten all diese Nahrungsmittel und andere schlechten Fette wie Samenöle (z.B. Sonnenblumenöl) von unserem Ernährungsplan streichen.
Fette, und zwar gesunde, benötigt unser Körper dennoch, sie sind ein lebensnotwendiger Nährstoff.

Zu den gesunden Fettsäuren gehören die Omega-3-Fettsäuren.

---

[23] Hu J, La Vecchia C, de Groh M, Negri E, Morrison H, Mery L; Canadian Cancer Registries Epidemiology Research Group. Transfettsäuren in der Nahrung und Krebsrisiko. 2011 Nov;20(6):530-8. doi: 10.1097/ CEJ.0b013e328348fbfb. PMID: 21701388.

Genauer darüber nachgedacht, ist es keine große Kunst zu erkennen, dass eine Avocado wahrscheinlich gesünderes Fett enthält als die Portion Pommes mit Mayonnaise.

Spinnen wir diesen Gedanken einmal weiter. Ist es nicht logisch, dass alle unsere Organe und Zellen mit natürlichem Fett besser funktionieren als mit industriell hergestelltem?!

Die Lebensmittelindustrie hat (auf Druck) viele Bemühungen unternommen, um den Transfettgehalt in Lebensmitteln zu reduzieren.

In der EU besteht eine Obergrenze für Transfette in industriell verarbeiteten Lebensmitteln. In jedem Produkt darf der Transfettgehalt pro 100 g Fett nicht mehr als zwei Prozent übersteigen. [24]

Dies kann auf der offiziellen Internetseite der Europäischen Kommission nachgelesen werden.

Ich habe strikt darauf geachtet, keine Nahrungsmittel mehr zu mir zu nehmen, die diese Transfette enthalten.

Meine Figur, die Beschaffenheit meiner Haut, die Größe meiner Poren, meine Wassereinlagerungen, alles hat sich zum Positiven verändert.

Zum Kochen verwende ich beispielsweise mittlerweile nur noch Kokosöl oder Ghee.

---

[24] https://germany.representation.ec.europa.eu/news/obergrenze-fur-transfette-lebensmitteln-beschlossen-2019-04-24_de

Es gibt mittlerweile Trockenbluttests, bei denen man das Verhältnis von Omega-3 zu Omega-6 messen kann. Ideal wäre ein Wert von bis zu 1:3.

Bei den meisten Menschen ist dieser Wert allerdings eine Traumvorstellung. Als ich meinen messen ließ, lag dieser bei 1:23.

EIN PAAR WORTE ZUM SCHLUSS

Auch wenn für alltägliche Dinge in dem Sprichwort „Zeit heilt alle Wunden" viel Wahrheit steckt, muss ich dem in Bezug auf meine Krebserkrankung widersprechen.

Zu Beginn meiner Erkrankung war ich davon überzeugt, dass Menschen, die sich von dieser Krankheit befreit haben, ab dem Zeitpunkt ihrer Genesung in vollstem Glück vor allem aber in Sicherheit leben.

Als ich mich intensiver mit Krebsstatistiken und den verschiedenen Theorien zur Entstehung von Krebs vertraut machte, wurde mir schnell klar, dass die Realität oft komplexer ist, als sie zunächst erscheint.

Es liegt mir am Herzen, einige dieser wichtigen Punkte anzusprechen, auch wenn ich möglicherweise ihre Perspektive verunsichern könnte. Meine Absicht ist es dazu anzuregen, Ängste, die aus Statistiken und allgemeinen Aussagen resultieren, kritisch zu hinterfragen und ihnen ihre Macht zu entziehen.

Sie werden mir sicher zustimmen, wenn ich in den Raum stelle, dass die Krebsindustrie jährlich Milliarden verdient. Ich habe kein Problem damit, dass Menschen und die Industrie damit Geld verdienen, Menschen mit standardisierten Therapien zu behandeln.

Ich habe nur den Eindruck gewonnen, dass man jeden an Krebs erkrankten Menschen auf Biegen und Brechen behandeln will, selbst wenn es auf Kosten des Wohlbefindens und der (noch) wenig verbleibenden Gesundheit geschieht.

Es ist für mich akzeptabel, wenn gängige Behandlungsmethoden wie Operation, Chemotherapie und Bestrahlung weiterhin angewandt werden. Immerhin gibt es genügend Menschen, die gerade diesen Weg ohne Selbstbestimmung und Eigenverantwortung brauchen und gehen möchten.

Hätte ich vor meiner Therapie von der Existenz verschiedener ganzheitlicher und alternativer Ansätze gewusst, wer weiß, vielleicht hätte ich mich anders entschieden. Ich empfinde es als inakzeptabel, Patienten diese Möglichkeiten nicht aufzuzeigen. Ich habe in diesem Zusammenhang allerdings oft feststellen müssen, dass viele Ärzte ebenfalls keinerlei Kenntnis über solche Dinge haben.

In meinen Augen wird alles dafür getan, nur die gängigen Methoden als den Goldstandard sichtbar zu machen.

Risiken werden verharmlost und Statistiken sehen meist nur auf den ersten Blick wirklich gut aus.

Bei den Unmengen an Geldern, die man in die Krebsforschung gesteckt hat, meint man, diese Investitionen hätten zu einer Erhöhung der Überlebensraten beigetragen.

Während in den 70er-Jahren nur 50 % der Krebspatienten länger als fünf Jahre überlebten, liegt diese Rate heutzutage bei immerhin 65 %. Doch eine Überlebensrate von fünf Jahren ist nicht gleichbedeutend mit einer Heilung. Es wird oft nicht betont, dass die Zahlen auch dadurch angestiegen sind, dass neue Früherkennungsmethoden es ermöglichen, auch Vorstufen von Krebs zu erfassen, die nicht als echte Krebserkrankungen gelten. Zum Beispiel galt das duktale Carcinoma in situ (DCIS) in den 70er-Jahren nicht als Krebs, ist jedoch heute als solches anerkannt. Wichtig zu beachten ist, dass DCIS in der Regel heilbar ist, da es sich lediglich um eine Vorstufe von Krebs handelt, die sich entwickeln kann, aber nicht muss.[25]

Im Jahre 2010 veröffentlichte das Journal of the National Cancer Institute Forschungsergebnisse, die darauf hinwiesen, dass Überdiagnosen in den USA ein ernst zu nehmendes Problem darstellen könnten. Die Autoren dieser Studie forderten, dass dringend klinische und forschungstechnische Strategien entwickelt werden, um das Ausmaß und die Therapiebedürftigkeit symptomloser Krebserkrankungen angemessen

---

[25] (1) Tony Isaacs: "Breast Cancer Deception – Hiding the Truth beneath a Sea of Pink" (Brustkrebs Betrug – Das Verbergen der Wahrheit unter einem Rosa-Meer)(2) Amanda Chan: "The top 10 deadliest cancers - and why there`s no cure" (Die 10 tödlichsten Krebserkrankungen, und warum es keine Heilung für sie gibt)(3) Fred Hutchinson Cancer Research Center: "Long-term tamoxifen use increases the risk of an aggressive, difficult to treat type of second breast cancer" (Langzeit Einnahme von Tamoxifen erhöht das Risiko an einem anderen aggressiven, schwer behandelbaren Brustkrebs-Typ zu erkranken)

einschätzen zu können und Überdiagnosen in Zukunft zu vermeiden.[26]

---

[26] (1) Welcht et al: Overdiagnosis in cancer

(2) Welch et al: Epidemiologic Signatures in Cancer

(3) www.zentrum-der-gesundheit.de/krankheiten/krebserkrankungen/falschdiagnosen/ueberdiagnose-krebs

ÜBERDIAGNOSE ODER FEHLDIAGNOSE

Wie lässt sich der Unterschied zwischen Über- und Fehldiagnosen am besten beschreiben?

Es stellt einen unfassbaren Mehrwert dar, nicht nur Experte für den eigenen Körper und dessen Mechanismen zu werden, sondern auch über die Funktionen unseres Gesundheitssystems.
Wir ersticken oft in lateinischer Sprache und Fachbegriffen, und wenn sie mich fragen, ist diese Verwirrung kein Zufall. Häufig brechen wir unter der Last der eigenen Unwissenheit zusammen; jedenfalls erging es mir so. Das wollte ich unbedingt ändern.
Wenn wir uns zurechtfinden und ermächtigt fühlen wollen, mitentscheiden zu können, kommen wir nicht umher, uns mit unserem Krankheitsbild auseinanderzusetzen. Wir dürfen sozusagen unser eigener Arzt werden.

Wir sollten nicht darauf angewiesen sein, dass uns jemand unseren Radiologiebericht übersetzen muss. Wir sollten nicht erst nachfragen müssen, ob sich unser Zustand verschlechtert oder verbessert hat. Wir sollten Begriffe wie Progress oder Remission nicht nur gehört haben, sondern auch ihre Bedeutung kennen, vor allem aber sollten wir sie einzuschätzen wissen. Niemand weiß so gut wie wir selbst, wie wir uns anfühlen, wenn wir reibungslos funktionieren.

Während eine Fehldiagnose eine falsche Diagnose darstellt, erfassen Überdiagnosen tatsächlich vorhandene Abnormalitäten, die jedoch niemals Symptome hervorrufen.

Mal angenommen, ich nehme an einem Früherkennungsverfahren teil und werde nun aufgrund von irgendeiner Abweichung als Patient erfasst. Dann ist diese Klassifizierung insoweit unnötig, dass ohne diese Untersuchung möglicherweise nie Probleme aufgetreten wären.

Die meisten Menschen, die eine Krebsdiagnose erhalten, befolgen konventionelle medizinische Ratschläge, welche sie von ihren Ärzten erhalten. Das erschwert es zu beurteilen, ob sie auch ohne Behandlung gesund geblieben wären.
Eine klare Überdiagnose lässt sich erst feststellen, wenn eine Person nach der Diagnose unbehandelt bleibt und schließlich an einer völlig anderen Ursache verstirbt. Aber wer macht das schon? Und selbst wenn genügend Menschen so vorgehen würden, denke ich, dass wir, wenn überhaupt nur zufällig von ihnen erfahren. Spricht man eine solche Vorgehensweise in der Gesellschaft an, wird gerne und oft die Moralkeule geschwungen. Immerhin dürfte keinem Patienten eine Therapie verwehrt werden. Dass es mittlerweile genügend von

ihnen gibt, die freiwillig verzichten, wird wieder konsequent ignoriert.[27]

---

[27] https://www.zentrum-der-gesundheit.de/krankheiten/
krebserkrankungen/krebspraevention/krebs-vorbeugen

Wie Statistiken „geschönt" werden?

- Heilung im Sinne von krebsfrei sein wird umdefiniert in „lebt fünf Jahre nach der Diagnose immer noch". Das bedeutet, dass der Patient während der gesamten fünf Jahre weiterhin an Krebs erkrankt sein kann. Und wenn er dann (kurz) <u>nach</u> den fünf Jahren verstirbt, wird er trotzdem als „geheilt" in die Statistik eingehen.[28]

- Bestimmte Menschengruppen werden von vornherein nicht mit in die Statistik aufgenommen.

- Krebsarten, die nicht lebensbedrohlich und somit leicht zu heilen sind, werden in die Statistik aufgenommen wie z. B. jede nicht streuende Krebsart.

- Des Weiteren werden Patienten, die „zu früh" versterben, aus den Studien zur Krebsbehandlung einfach gestrichen. Aus Sicht der Studienleiter durchaus verständlich. Immerhin hat der besagte Patient nicht die gesamte Studie absolviert.

Das Thema Statistik ist nur eins von vielen, die in der Medizin anders erscheinen, als sie wirklich sind. Es hat mich viel meiner Freizeit und Energie gekostet, mein Wissen über solche Vorgehensweisen anzueignen und

---

[28] https://www.zentrum-der-gesundheit.de/krankheiten/ krebserkrankungen/weitere-krebsinformationen/krebs-statistiken-ia https://www.zentrum-der-gesundheit.de/krankheiten/krebserkrankungen/ falschdiagnosen/ueberdiagnose-krebs

dieses ständig zu erweitern. Dennoch würde ich es immer wieder so machen. Es fühlt sich gut an, nicht mehr auf Aufklärung angewiesen zu sein. Wir schaffen uns eine Situation, in der wir nicht länger die unwissenden, hilflosen Laien sind, sondern wirklich ein Fundament an Wissen und ein Verständnis davon haben, was uns unser Gegenüber erklärt. Erst so erlangen wir die Möglichkeit zu schauen, ob wir mit den Aussagen mitschwingen und den Empfehlungen folgen möchten.

Ich kann gar nicht mehr zählen, wie oft in meinen CT Berichten ein DD angegeben war. Die Bedeutung hierfür lautet: Differenzialdiagnose. Dies ist eine Angabe darüber, was das, was dort in der Bildgebung gesehen wird, außerdem noch sein könnte. Man darf ja nicht vergessen, dass man als Krebspatient einen gewissen Stempel trägt, welcher mehr oder weniger aussagt: Läge hier eine Person, beispielsweise aufgrund von Rückenproblemen, würden wir diese Auffälligkeit anders beurteilen. Aber sie sind Krebspatient! So passt diese Auffälligkeit gut ins Bild und wir interpretieren sie als das Naheliegendste.

Es war im Sommer 2024. Da suchte ich wieder eine Gynäkologin auf. Ich hatte kurz vor meiner Periode so ein Ziehen, was eigentlich nichts Ungewöhnliches ist. Da aber mein Unterleib etwas betonter war als sonst und der vorherige Zyklus zu kurz war, hatte ich ein Bedürfnis nach Abklärung. Natürlich machte die Dame direkt wieder die Pferde scheu und meinte, dass dies Zysten seien, die sich bösartig entwickeln könnten. Sie schlug vor, weitere drei Wochen abzuwarten und dann noch mal zu kontrollieren, ob sich etwas verändert hatte. Sie war allerdings der Meinung, dass diese höchstwahrscheinlich operativ entfernt werden müssten. Ich habe mittlerweile und zum Glück ein so präzises Körpergefühl, dass ich wusste, dass dies nicht stimmen konnte. Ich nahm die Ultraschallbilder mit und holte mir weitere unabhängige Meinungen ein. Es handelte sich hierbei um ganz normale follikuläre Zysten.

Februar 2025

Auch für mich sind die „magischen" fünf Jahre nach Diagnose bald (April 2025) um.

Dieser Zeitrahmen spielt eine übergeordnete Rolle, was die erneute Konfrontation mit unseren Ängsten angeht. Während es bei anderen Lebensereignissen wie beispielsweise Liebeskummer, oft nur Zeit braucht, um zu heilen, ist die Situation hier eine andere.

Die Erfahrungen, die ich aufgrund meiner Erkrankung gemacht habe, haben tiefe Spuren hinterlassen. Ich wurde traumatisiert. Es ist für mich allerdings eine Art positives Trauma, welches mich immer wieder einen klaren Blick auf mich und meinen Weg werfen lässt. Nie wieder will ich die Verantwortung für mein Leben aus den Händen geben.

Es gibt Zeiten, in denen es mir so gut geht, dass ich fast glauben könnte, die Krankheit hätte nie existiert. Doch bei den kleinsten Anzeichen von Unstimmigkeit, sei es ein bestimmter Jahrestag oder ein einfaches unbedachtes Wort, kostet es mich immense Energie, mich nicht dem Gedanken hinzugeben, mein Leben könnte doch früher enden als gewünscht.

Mir scheint es so, als sei genau das die größte Gemeinsamkeit, die uns Krebspatienten verbindet. Ich glaube fast behaupten zu können, dass ich mit noch niemandem gesprochen habe, der diese Empfindungen nicht teilt.

Verspannungen zwischen den Schulterblättern, die zu Verhärtungen führen oder ein unter der Haut liegender Pickel an der falschen Stelle. Alles kann uns aus der Bahn werfen.

Ich würde mir wünschen, dass meine Ausführungen ihnen helfen, eine ausgewogene Sicht auf die Herausforderungen zu gewinnen, mit denen Krebspatienten konfrontiert sind. Sie sollen wissen, dass sie nicht alleine sind in ihrem Kampf.

Erinnern sie sich noch an unser Kapitel Umfeld? Für mich sind meine „Krebsfreunde" eine riesige Bereicherung. Niemand versteht mich besser. Niemand fühlt sich schneller in mich hinein. Niemand kann so detailliert nachempfinden, womit ich mich gerade auseinandersetzen muss.

DANKE!!

Meinen größten Dank möchte ich meinem Mann Lars aussprechen. Er ist in meinem Leben mein grenzenloser Unterstützer und neben meinen Kindern mein stärkster Antrieb.

Ohne ihn würde es mich nicht mehr geben und das meine ich wortwörtlich so, wie es hier geschrieben steht.

Ich habe noch nie einen Menschen erlebt, der mit einer solchen Hingabe an einen anderen Menschen geglaubt hat.

Mein Leben würde heute nicht so aussehen wie es ist - lebenswert, ehrlich und einzigartig.

FÜR LARS

Du hast mir in den letzten fünf Jahren immer wieder gezeigt, zu was ich fähig bin. Du hast mir geholfen, dass ich in jeder noch so schwierigen Situation erkenne, dass sich der Glaube an sich selbst lohnt.

Deine Liebe für mich ist unübertrefflich und schmeichelt mir jeden Tag aufs Neue.
Ohne sie und deine Unterstützung wäre weder dieses Buch entstanden, noch hätte ich den Raum gehabt mich selbst wiederzufinden.
Mit dir an meiner Seite bin ich fähig, alles umzusetzen, was ich brauche, um meine Erlebnisse zu verarbeiten und mich weiterzuentwickeln.

Ich liebe dich als Ehemann, als Vater unserer wundervollen Kinder, als Mensch, als Mann und besonders als Teil meines Lebens.

Niemand kann mich so liebevoll trösten oder mir einen realistischen Blick auf die Dinge vermitteln, wenn ich den Boden unter meinen Füßen verliere.

Danke!
Danke dafür, dass du an mich geglaubt hast, als ich mich längst aufgegeben hatte.

Danke, dass du all meine Leidenschaft für das Leben teilst!

Ich liebe dich aus tiefstem Herzen und freue mich auf mein restliches Leben mit dir!

Literaturangabe

1. *Miriam Reichel, Krebs Leben, der mentale Einfluss auf unsere Heilung, Cajus-Verlag, ISBN: 9783945176054*

2. *Miriam Reichel, Verantwortung oder der König in Gummistiefeln, Cajus-Verlag, ISBN: 9783945176078*

3. *Ruediger Dahlke, Krankheit als Symbol, Handbuch der Psychosomatik und Integralen Medizin. Symptome, Be-Deutung, Bearbeitung, Einlösung, 33 Auflage, C-Bertelsmann, ISBN: 9783570105214*

4. *Phillip Day, Krebs, Stahl, Strahl, Chemo & Co: Vom langen Ende eines Schauermärchens, Creedence Publicatiions ISBN: 0904015018*

5. *David Servan-Schreiber, Das Anti Krebs Buch, Was uns schützt: Vorbeugen und Nachsorgen mit natürlichen Mitteln, 6. Auflage, Goldmann, ISBN: 9783442155583*

6. *Dr. Rer. Nat. Johannes F. Coy/Maren Franz, Die neue Anti-Krebs Ernährung, Wie sie das Krebs-Gen stoppen, GU, ISBN: 9783888975134*

7. *Dr. med. Henning Saupe, Krebs verstehen und ganzheitlich behandeln, Integrative Strategien für einen neuen Umgang mit Krebs, VAK*

8. *Lothar Hirneise, Chemotherapie heilt Krebs und die Erde ist eine Scheibe, SENSEI, ISBN: 978-3-932576-67-6,*

9. *Das große Buch der Hildegard von Bingen, Bewährtes Heilwissen für Gesundheit und Wohlbefinden, NGV, ISBN: 978-3-625-17969-6*

10. *Fabian Kowallik, Die Ernährungslügen, Wie man isst, um nicht krank zu werden, Ernährungsmythen entlarvt, Eulogia Verlag, ISBN: 9-783969-674963*

11. *Dr. med. G. Buchwald, Impfen, Das Geschäft mit der Angst, emu-verlag, ISBN: 978-3-89189-178-0*

12. *André Blank, Die große Zucker-Vergiftung, Der größte Schaden für die Menschheit, Vivoterra, ISBN: 978-3-907212-30-1*

12. *André Blank, Indologie, Die detaillierte Lehre von Yin und Yang, Vivoterra, ISBN: 978-3-907212-06-6*

13. *David Servan-Schreiber, Das Anti Krebs Buch, Was uns schützt: Vorbeugen und Nachsorgen mit natürlichen Mitteln, Goldmann, ISBN:978-3-442-15558-3,*

14. *Tashira Tachi-ren, Der Lichtkörper-Prozess, Gehandelt von Erzengel Ariel, Hans-Nietsch-Verlag, ISBN: 978-3-939570-56-1,*

15. *Krebs Leben, Die Kombination der Möglichkeiten, Ein Buch das Mut macht, Cajus-Verlag, ISBN: 978-3-945176-04-7,*

16. *Mazdaznan, Drüsenkunde, ISBN: 978-3-938678-04-6,*

17. *Mazdaznan, Wiedergeburts- und Familien-Kunde, Dr. O.Z.A. Hanisch, ISBN: 3-938678-03-8,*

18. *Dr. Leonard Coldwell, Die einzige Antwort auf Krebs, Besiege die Ursache aller Krankheiten, Jim Hubble Verlag, ISBN: 9789088791727,*

19. *Der menschliche Körper, Neuer Bildatlas der Anatomie, Dorling Kindersley, ISBN. 978-3-8310-1201-5,*

20. *Dr. med. Max Otto Bruker, Unsere Nahrung - unser Schicksal, emu-Verlag, ISBN: 978-3-89189-223-7,*